AF464239

ÉLOGE HISTORIQUE

DE

FRANÇOIS MAGENDIE

PARIS. — IMP. SIMON RAÇON ET COMP., RUE D'ERFURTH, 1.

ÉLOGE HISTORIQUE

DE

FRANÇOIS MAGENDIE

SUIVI

d'une Discussion sur les titres respectifs de MM. BELL et MAGENDIE à la découverte des fonctions distinctes des racines des nerfs

PAR

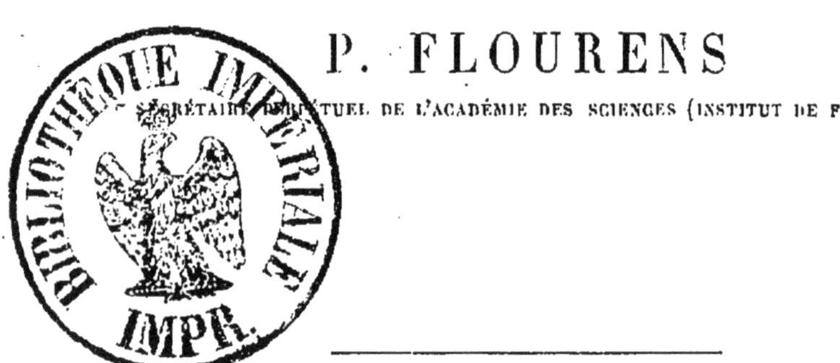

P. FLOURENS

SECRÉTAIRE PERPÉTUEL DE L'ACADÉMIE DES SCIENCES (INSTITUT DE FRANCE.)

PARIS

GARNIER FRÈRES, LIBRAIRES-ÉDITEURS,

6, RUE DES SAINTS-PÈRES, ET PALAIS-ROYAL, 215

—

1858

ÉLOGE HISTORIQUE

DE

FRANÇOIS MAGENDIE

LU DANS LA SÉANCE PUBLIQUE ANNUELLE
DU 8 FÉVRIER 1858.

« Quand on a bien du mérite, » nous dit Fontenelle dans son éloge de Claude Perrault, « c'en est le comble que d'être fait « comme les autres. » L'académicien dont je vous entretiendrai aujourd'hui n'aspirait point au mérite d'être fait comme les autres : il se piquait fort, au contraire, d'être fait tout autrement.

Esprit ferme mais sceptique, droit mais frondeur, si sa vive perspicacité lui a permis de découvrir la vérité, s'il a su la mettre au jour avec simplicité et justesse, aussi bien a-t-il employé une rude énergie à la combattre, toutes les fois qu'elle ne lui est pas venue de lui-même. On eût pu se le représenter armé de la lanterne de Diogène, et en concentrant la lumière pour ne voir que les résultats qu'il obtenait, résultats qui éclairent un des points les plus délicats de l'organisme humain, et qui assurent la durée d'un nom qu'il a laissé grand et honoré.

Ce nom lui avait été transmis par un chirurgien, originaire du Béarn, qui exerçait sa profession à Bordeaux, lorsque François Magendie naquit le 15 octobre 1783. Les jours de pieuse tendresse, de douce affection que la nature réserve à la faiblesse du premier âge furent accourcis pour cet enfant. Une maladie aiguë lui enleva sa mère. A peine connut-il la joie d'être aimé d'elle.

A la délicieuse imprévoyance de l'enfance,

à l'abandon si doux de soi-même, succéda, pour le nouvel orphelin, le plus précoce, le plus rude apprentissage. Dès 1792, transplanté à Paris, il n'entendit plus parler que de l'œuvre suprême de la *régénération sociale*. Son père, bon, intègre, mais incapable de laisser passer une folie sans en prendre sa part, imagina, afin de doter ce fils d'une vigueur civique qui se trouvât à la hauteur des principes qu'il professait, de l'élever selon les préceptes émis par Jean-Jacques.

Le nouvel Émile, absolument livré à lui-même, errait à sa guise dans une liberté qui ressemblait fort à de l'abandon. Pour le sauver des enseignements corrupteurs, on le laissa, par principe d'éducation, dans une ignorance complète. Son unique recours vers le monde intelligent était l'observation, qui seule, disait son guide, pouvait lui conserver toute son *indépendance*.

Trouvant, peut-être avec raison, moins de difficulté à réformer les abus qu'à combattre les maladies, le patriote enthousiaste abandonna une clientèle qui l'ennuyait, pour se laisser accabler de dignités improductives. La clientèle emportait avec elle toute l'aisance de la maison, mais qu'était-ce qu'un pareil sacrifice? L'exagération du dévouement et la réalité de la gêne allèrent si loin qu'il voulut contraindre son élève, en cherchant à lui persuader que ce serait encore un moyen d'indépendance, à fabriquer lui-même ses chaussures. A ce coup, le bon sens du jeune homme se révolta; il protesta contre toutes ces folies, et déclara qu'il préférait être dépendant et bien chaussé, et qu'il demandait qu'enfin on l'instruisît.

L'école primaire n'eut point d'élève plus ardent : y arrivant tard et par le fait d'une volonté énergique, le jeune Magendie dépassa rapidement tous ses concurrents. Son père ne se trouva nullement révolté de l'inégalité que les moyens de son fils établirent dès l'abord : il la lui pardonna très-généreusement, et battit des mains en entendant décerner à ce néophyte de quatorze ans le grand prix « *De la connaissance des Droits de l'homme et de la Constitution.* »

Le *Journal des hommes libres* annonçait bientôt après : « qu'on pouvait espérer en-
« core de l'âge le plus tendre, lorsque les
« poisons corrupteurs de la réaction ne l'a-
« vaient pas flétri dans sa fleur, puisque le
« fils du citoyen Magendie, officier muni-
« cipal, électeur, membre de la com-
« mune, etc., ayant rencontré un enfant
« qui se lamentait et n'osait reparaître de-
« vant son père, il l'avait consolé, encou-
« ragé et ramené dans sa famille : » doux asile qui souvent avait manqué à ce protecteur improvisé.

Un prix de *vertu*, bruyamment décerné à cette occasion, compléta l'auréole du jeune républicain. M. Magendie en avait conservé un si doux souvenir que, plus tard, à qui prenait la *liberté* de réclamer contre les aspérités très-réelles de son *humeur*, il opposait plaisamment qu'avant sa quinzième année il avait obtenu ce magnifique triomphe sous le régime de l'*égalité*, non pas à la vérité de l'*égalité d'humeur*, mais qu'enfin peu de gens pouvaient se vanter d'une vertu si précoce.

Selon l'habitude à peu près constante de ceux qui prônent la liberté, le père de M. Magendie s'en réservait l'usage exclusif. Il déclara à son fils que le soin de ne point déroger à sa race exigeait qu'il endossât la robe et le bonnet de docteur. Que ne put-il lui inculquer la foi robuste, la placide importance, qualités essentielles, que l'esprit fin et juste du jeune homme devait bannir à tout jamais !

Introduit dans les hôpitaux, le nouvel adepte y commença ses études. Le judicieux Boyer le choisit pour son prosecteur; et, dès les premiers mois, ce prosecteur se transforma en un professeur d'anatomie.

Ayant obtenu par le concours une place d'interne, à dix-huit ans M. Magendie parvint à se suffire. De son temps il fit trois parts : à l'étude fut consacrée la plus large; la seconde appartint à un enseignement qui, commencé dès ce début, s'étendit à tout ce qu'il apprit, et devint à la fois la joie et la ressource de sa jeunesse; puis, dans sa pauvreté fière, bien que les impressions reçues de son père l'eussent coloré de la rudesse républicaine, par une sorte d'instinct, vivace et dernière étincelle de la distinction de sa mère, il aimait, il recherchait les délicatesses de la bonne compagnie, coupables raffinements monarchiques qui élèvent l'esprit, forment le goût, et font vivre de la vie de l'intelligence; elles avaient pour lui comme le prestige d'un fruit défendu. Il consacrait donc la troisième part de son temps à s'introduire dans ces salons qui, après la tempête révolutionnaire, s'étaient ouverts à la première éclaircie, où l'on se cherchait, où l'on se comptait, où le malheur avait fait tout le monde ami : on l'y accueillit comme un élégant jeune homme, et il y dissimula, avec un stoïcisme tout romain, sa profonde détresse. « Cependant, » racontait-il gaiement plus tard, « pendant un temps qui m'a paru assez « long, tous frais faits, il ne me restait plus « pour vivre que cinq sous par jour, et encore j'avais un chien; nous partagions : « par exemple, il n'était pas gras, ni moi « non plus. »

Cet énergique labeur, cette pudique pauvreté, cette aspiration vers la distinction, élèvent l'âme : honneur au pauvre étudiant qui les subit! Si, sous son toit, entre ses quatre murs, pour soutenir sa veille, pour animer son incessant travail, il rêve le succès et la gloire, il ne se trompe pas : c'est à ce prix qu'ils s'achètent.

M. Magendie devint aide, et puis prosecteur à la Faculté. Cet apprentissage d'école lui ouvrait une carrière : son habileté comme anatomiste, son sang-froid, sa hardiesse, pouvaient faire présager en lui un chirurgien supérieur.

Mais la vie de camaraderie forcée, d'égalité mise en pratique, le contact de ces rivalités qui ne se laissent point désarmer, fut, pour cette nature âpre et dominatrice, une épreuve orageuse. De cette épreuve naquit une invincible répugnance pour toute concurrence acceptée. Afin d'échapper à ce danger, il abandonna la chirurgie.

Trouver en ce monde une voie où l'on ait ses coudées franches est chose assez rare. Notre ombrageux jeune homme rêvait si mélancoliquement aux difficultés de l'avenir que parfois il laissait s'introduire dans son refuge le découragement amer que la longue souffrance amène, et que l'homme jeune, et surtout le jeune médecin, ne manquent jamais d'attribuer à l'une de ces maladies, prétendues incurables, qui, devant un peu de bonheur, ne se montrèrent jamais rebelles.

M. Magendie ne voulait plus vivre ; il ne le pouvait plus d'ailleurs, assurait-il. Un matin, un homme de loi se présente. — « Mais, dit l'étudiant, surpris dans son asile, je n'ai ni procès, ni affaire ; que me voulez-vous ? — Rien qui vous puisse être désagréable, dit l'étranger. Vous êtes devenu héritier d'une somme de vingt mille francs ; je viens les mettre à votre disposition. »

Notre malade se trouva instantanément en état de convalescence. Ne prenant toutefois que comme un temps d'arrêt, dans sa vie sévère, cette surprise si inattendue, il s'ordonna l'acquisition de jolis chevaux, de chiens gracieux : la surveillance en fut confiée à un groom coquet, élégant, qui était chargé en outre de tenir un léger équipage à la disposition de l'imprévoyant, mais heureux possesseur de toutes ces superfluités.

Pour ne perdre aucun des instants de ce bonheur passager, et cependant pour ne rien enlever au travail, tout cet attirail fut logé le plus près possible de l'hospice. « Dès « que je trouvais un moment dont je pusse « disposer, j'y courais, » disait plus tard M. Magendie, « passant exactement alors « toutes mes récréations à l'écurie. » Bientôt les vingt mille francs furent dissipés; mais un peu de détente fait tant de bien! les forces s'étaient renouvelées.

L'indépendance, ce rêve doré de la jeunesse, se concentrait, pour M. Magendie, dans un cercle qui paraissait ne devoir le conduire qu'à être médecin, *malgré lui*. Il le fut en effet; mais il s'en dédommagea en se tenant dans un état permanent de révolte, en refusant opiniâtrément de rendre foi et hommage à ce qu'il appelait la *grande idole de la crédulité humaine*. Cette lutte, dans laquelle il a déployé infiniment d'esprit, de finesse, de bon sens, dévoile le sceptique dégageant des préjugés l'art qu'il respecte, et se donnant ainsi le droit de faire payer son acquisition à un Corps que devaient beaucoup honorer la supériorité de ses lumières et la sévère probité de son caractère.

Les anciens médecins, à commencer par Hippocrate, étaient à la fois médecins, chirurgiens et apothicaires. « Dans la suite, » nous dit Fontenelle, « le médecin a été « partagé en trois, non qu'un ancien vaille « trois modernes. » Trois, passe encore pour le temps de Fontenelle. De nos jours il faudrait le partager en quatre.

Sous une impulsion vigoureuse, et qui vibrait encore, une science nouvelle venait de conquérir droit de cité dans nos écoles.

La physiologie, pleine d'avenir, prêtant au doute, à la controverse, séduisit l'esprit hasardeux de M. Magendie, et lui ouvrit une distinction isolée.

« Nous autres anatomistes, » disait le vieil académicien Méry, « nous sommes « comme les crocheteurs de Paris qui en « connaissent toutes les rues jusqu'aux plus « petites et aux plus écartées, mais qui ne « savent pas ce qui se passe dans les mai- « sons. » La physiologie est précisément la connaissance de ce qui se passe dans la maison humaine.

L'étude des forces par lesquelles s'alimente, se maintient la vie, n'a été cultivée dans l'antiquité que par le seul Galien. Ce grand esprit jeta quelques lueurs admirables ; puis, après lui, un long silence se fit.

Plus philosophique que pratique, plus hardie qu'indispensable, du moins au cours routinier des connaissances humaines, cette science arrive sans progrès jusqu'aux temps modernes. Au dix-septième siècle, guidé par de confuses lumières puisées dans une école d'Italie, un médecin anglais, que protégea un souverain instruit, Harvey, ose, malgré les préjugés populaires, entreprendre sur des animaux vivants des expériences devenues indispensables pour la solution du problème qu'il s'est posé. Il saisit enfin le secret mécanisme qui entretient la chaleur et la vie dans notre organisme, et démontre la circulation du sang.

Cette découverte fut une catastrophe pour nos vieilles Facultés, habituées à savourer en paix toutes les douceurs de l'antique ignorance; elles protestèrent, se conjurèrent : ce fut en vain; leurs beaux jours étaient passés.

Dans celle de nos écoles où Rabelais prit autrefois ses grades et s'en servit aussitôt pour fustiger des verges de son esprit les ridicules et le faux savoir, s'élève, en 1648, un jeune homme : lui aussi, il cherche, il poursuit, il démontre un grand phénomène, le cours du chyle, et par là il complète l'explication de nos forces animatrices. La belle découverte de Pecquet put à peine sauver son nom de l'oubli.

Expulsée par les foudres vengeresses de nos conciles médicaux, la physiologie alla se réfugier dans une Université allemande. C'est là que, sous l'inspiration d'Haller, s'ouvre la série des travaux délicats et profonds qui conduisent de l'étude des organes à celle des ressorts qui les font agir, et dont la progression mène jusqu'à la plus haute philosophie.

Enfin parut, au commencement de ce siècle, le génie audacieux à qui était réservée la mission brillante de populariser en France la physiologie. Bichat joignit à la méthode expérimentale d'Haller des vues hardies et judicieuses, puisées là où l'on s'entêtait à ne voir que du style. Bichat mit en langage technique les idées de Buffon; il les revêtit des formes de l'école, les appuya sur des démonstrations anatomiques; par le tour énergique de son esprit, il subjugua ses contemporains, et les entraîna vers une science pour laquelle son ardeur alla jusqu'au sacrifice de la vie.

L'un de ses condisciples, Le Gallois, que n'entouraient ni le prestige de l'éloquence familière, ni les facilités de succès que vaut la camaraderie, précurseur modeste des études modernes sur le système nerveux, mourut aussi à la tâche, n'obtenant de la renommée qu'une bien stricte justice.

Le Gallois vivait encore, lorsque M. Magendie se présenta devant l'arène en véritable lutteur.

Mélange singulier de ce que, dans la vie civile, pouvait nous offrir de meilleur un élève de Jean-Jacques, complété par les enseignements les plus purs, les plus sévères qu'ait donnés notre première république,

M. Magendie s'était fait à lui-même son code de devoirs, code au moyen duquel il était assez étrange, montrant tour à tour la plus rude, la plus inflexible personnalité, et dans un autre genre le plus admirable désintéressement; une probité rigoureuse dans l'exposé de ses travaux, une injustice coupable, un dédain cruel pour ceux des autres; une humeur intolérante et farouche vis-à-vis de tout homme qui se trouvait sur sa voie, une bonté, une générosité sans bornes pour les êtres faibles ou souffrants.

Ce fut par une critique que M. Magendie commença à se faire connaître. En 1808, il reproche à Bichat de s'être abandonné à des hypothèses, et déclare que, lui, n'admettra jamais que les faits qui trouveront leur confirmation dans des expériences qu'il lui sera loisible de répéter.

En 1809, il présente à l'Académie des sciences un travail sur un des phénomènes les plus importants de l'économie animale, celui de l'*absorption*.

Si une substance active quelconque, un poison, un venin, est introduite dans une partie du corps, cette substance est immédiatement absorbée, c'est-à-dire portée des parties les plus superficielles jusque dans les plus essentielles et les plus profondes.

Par quels organes se fait ce transport? Est-ce par les veines? Est-ce par les vaisseaux lymphatiques?

Haller pensait que c'était par les veines; John Hunter, par les vaisseaux lymphatiques; le reste des physiologistes doutait.

Par une expérience hardie, M. Magendie supprime les vaisseaux lymphatiques; il ne laisse que les veines; il substitue même aux veines un *tuyau de plume*, car les parois des veines auraient pu contenir encore quelques rameaux lymphatiques; et l'absorption a lieu aussi rapidement qu'à l'ordinaire.

L'absorption par les veines était démontrée.

De tout temps, d'utiles dissidents se chargèrent de tenir en éveil nos doctes corporations. L'un des prédécesseurs en ce genre de M. Magendie, le fameux médecin Chirac, avait autrefois soutenu, devant la Faculté assemblée, que l'estomac reste inactif dans le *vomissement*. Sa mort survint avant qu'il eût obtenu gain de cause.

Une si belle occasion ne pouvait échapper à M. Magendie. Il prouva, par une expérience décisive, que Chirac avait raison. L'estomac est, en effet, inactif dans le vomissement.

Parmi de nombreux travaux qui se succédèrent, l'un des plus ingénieux est celui qu'il publia, en 1817, sur l'*élasticité* des artères.

On doutait encore de la faculté précise par laquelle les artères concourent au mouvement du sang. Les uns voulaient qu'elles fussent *irritables* ou *contractiles* comme les muscles ; les autres, qu'elles fussent tout à fait *passives*.

M. Magendie prouva qu'elles sont actives, mais par un mode qui leur est propre. Leur jeu dépend de leur *élasticité*, élasticité très-prononcée, et toutefois purement physique.

Le premier objet des expériences, en physiologie, est la *distinction des forces*. M. Magendie apercevait déjà ce grand but, et ici même il l'atteint par un démêlement habile. La circulation du sang commence par la *contractilité* du cœur, force vitale, et se continue par l'*élasticité* des artères, force physique.

L'aversion la plus profonde pour toute conjecture, des faits simples, bien vus, firent remarquer cette suite de recherches par M. de Laplace, qui maintenait dans l'Académie l'esprit sévère de la méthode expérimentale.

Laplace voulait que toute science ne fût qu'un ensemble de faits rigoureusement enchaînés; et après avoir, selon une expression heureuse de M. Cuvier, *soumis le ciel à la géométrie*, il ne désespérait probablement pas de mettre le même ordre sur la terre.

La netteté tranchante du jeune physiologiste, qui concluait toujours d'une manière absolue, sauf à revenir sur ses conclusions, lui parut n'être pas indigne du style d'un géomètre. Si la qualité essentielle de celui-ci est de ne déférer à personne, notre confrère, en effet, eût été plus que personne digne de l'être.

M. Magendie, confiant en ses forces, se tenait isolé dans une fierté dédaigneuse, écartant de lui tout médiocre encouragement. Mais il arriva qu'un jour l'illustre, le rigide, le judicieux marquis de Laplace fit les premiers pas vers lui.

L'électricité est moins puissante, car ce

n'est par sur l'esprit qu'elle agit, que ne le sont quelques mots d'encouragement qui tombent de la bouche d'un grand homme. Notre sceptique se croyait à l'abri de tout enthousiasme; il n'en fut que plus subjugué.

« Il est bien regrettable, » disait à quelque temps de là M. de Laplace à son vieil ami M. de Montyon, « que les corps savants « n'aient point à leur disposition les moyens « de soutenir le zèle des travailleurs qui se « placent dans une sage direction : le jeune « Magendie, par exemple, qui donne pour « base invariable aux travaux physiologi- « ques l'expérience, mériterait d'être en- « couragé. » — « Mais vos paroles ne sont- « elles pas le plus puissant des encourage- « ments? » — « Elles ne suffisent pas, » reprit Laplace : « à ceux qui aspirent à « prendre rang dans nos Académies, il faut « des échelons; ces échelons devraient être « des concours, des couronnes. » — « A

« vous en appartiendra toute la gloire, » interrompit le modeste bienfaiteur : « dis-« posez de tout ce que vous croirez néces-« saire; je ne demande que l'honneur « d'avoir satisfait à l'un de vos vœux. » Bientôt le prix de physiologie expérimentale était établi, et M. Magendie couronné.

Sa réputation attirait à des cours, que depuis longtemps il avait ouverts, de nombreux auditeurs. En expérimentant devant eux, il les initiait à ses recherches, mettait en jeu leur sagace curiosité, les animait au plaisir de la réfutation. Il voulait le vrai dans toute sa force : pour y arriver, il ne trouvait pas, disait-il, de moyen plus sûr que de ne rien emprunter ni aux anciens ni aux modernes. Partant de ce principe qu'il s'était fait, que tout était à reconstituer dans la science, il remettait tout en question, ne laissant subsister que ce qui pouvait résister à sa controverse incessante.

La nouveauté de cet enseignement plut à la jeunesse; mais on reprocha au professeur les sacrifices auxquels il le condamnait. Au delà de la souffrance du moment, celui-ci plaçait le but élevé, le but utile, l'amour dévoué de ses semblables. De même que l'homme de l'art qui, pour sauver une existence, ne craint pas de provoquer une douleur, M. Magendie pouvait avoir de la force de résistance, sans manquer de sensibilité. Qu'on se rappelle qu'il partageait avec son chien, alors qu'il n'avait que cinq sous pour vivre, et l'on jugera s'il était inutilement cruel.

En 1816, M. Magendie avait fait paraître un *Précis élémentaire de physiologie*. Cette science qui, un siècle auparavant, n'était abordable que pour quelques savants, se concentre et s'isole dans cet ouvrage pour ne présenter à la jeunesse qu'un manuel lucide et pratique.

En 1820, il fonda un *Journal de physiologie* qui, pendant une durée de dix années, recueillit les travaux des hommes laborieux, propagea les progrès de la science, et étendit la réputation de son rédacteur.

Vers cette époque, poussé par une insatiable curiosité de voir, de connaître tout ce qui se faisait d'analogue à ses travaux, M. Magendie passe le détroit. A peine son séjour à Londres est-il connu que, vivement sollicité par les principaux physiologistes que la patrie d'Harvey comptait alors, il répète devant eux, avec une habileté qui semble tenir du prodige, des expériences au moyen desquelles il arrête, accélère ou éteint les forces de la vie. L'admiration fut si complète et si bruyante qu'elle eut sa contre-partie. Une prude accusation fut portée devant la Chambre des communes contre « cet étranger dont la téméraire au-« dace avait rompu toutes les digues hu-

« manitaires établies par le zoophilisme « anglais. »

L'Institut était la suprême ambition de M. Magendie. Pour y arriver, il avait combiné efforts et travaux. Cette distinction convenait à ses instincts d'indépendance, de supériorité acceptée, de noble désintéressement. Mais la libre épreuve du scrutin lui convenait fort peu. Ce jour arrivé, il confie à deux de ses élèves le soin de lui apprendre son sort. En proie à la plus vive anxiété, il s'enferme... Enfin l'un de ses confidents accourt; mais il est si pâle, si ému, que, se précipitant sur un fauteuil, il y reste sans voix; le second, rouge, essoufflé, se jette de tout son long par terre dès sa brusque apparition. De leur silence, M. Magendie conclut sa défaite. Tandis qu'il cherche à ranimer le plus malade, ce ressuscité lui annonce son succès. « Toutes mes peines sont payées et mon « but est atteint! » s'écrie le nouvel élu.

C'est à partir de cette époque que M. Magendie s'attacha à l'étude du système nerveux.

« L'homme intérieur est tout nerf, » disait Van Helmont : *Homo interior totus nervus*. C'est, en effet, par le système nerveux que l'homme sent, qu'il se meut, qu'il veut, qu'il connaît, qu'il vit de la vie intellectuelle : toutes les autres parties n'existent que pour servir et entretenir ce système.

« Si nous admirons l'artifice des fibres « dans chaque muscle, » disait, il y a deux siècles, le grand anatomiste Stenon, « combien le devons-nous admirer davan- « tage dans le cerveau, où ces fibres, ren- « fermées dans un si petit espace, font cha- « cune leur opération sans confusion et « sans désordre. »

Stenon avait raison. Ce qui frappe d'abord, dans le système nerveux, c'est l'*artifice* merveilleux avec lequel tout y est rangé. Les fibres, nées du cerveau, en se prolongeant forment la moelle épinière ; en se détachant par faisceaux distincts, de chaque côté du tronc, donnent successivement tous les nerfs du corps ; vingt fois elles s'associent, vingt fois elles se séparent ; les unes se côtoient, les autres se croisent ; tout est uni et tout est distinct ; tout se touche et rien ne se confond ; chaque fibre garde son rôle spécial, sa fonction propre ; point de désordre ; et, au milieu du rapprochement le plus intime de tous les éléments constitutifs de l'organe, l'exercice le plus libre de toutes les facultés. Quelle profondeur ! quel abîme ! et, dans l'homme lui-même, quel sujet plus digne de toutes les méditations de l'homme !

Aussi le premier et le plus ingénieux peut-être, le plus inventif des physiologistes, Galien, semble-t-il avoir concentré pour cette grande étude tout ce qu'il avait de pénétration, d'élan, de verve critique.

Il blâme Hippocrate d'avoir confondu les

nerfs avec les *tendons ;* Aristote d'avoir pris le *cœur* pour l'origine des *nerfs*, erreur qu'il lui impute à crime (*crimini dandum*).

Aristote fondait son opinion du *cœur*, pris pour origine des *nerfs*, sur l'apparence de quelques parties. « Mais, ô bon Aris-« tote ! » lui dit Galien, « depuis quand « faut-il juger des parties sur leur appa-« rence? C'est par leurs usages, c'est par « leurs propriétés, c'est par leurs fonctions, « et par cela seul, qu'il faut en juger. »

Galien a, le premier, séparé nettement les nerfs des tendons ; il a, le premier, vu la vraie origine des nerfs ; il a, le premier, posé le problème de la perte distincte du *sentiment* et du *mouvement :* problème fondamental que notre siècle seul a su se poser de nouveau et résoudre.

En 1811, un physiologiste anglais, homme d'une sagacité profonde, après avoir longtemps médité sur ce vaste réseau de nerfs dont la complication semble *inextricable*, publia une brochure de quelques pages où *il soumettait à ses amis*, ce sont ses expressions, ses vues et ses idées.

Le principe, auquel tout se rattache dans cette brochure, est que toutes les fois que deux ou plusieurs nerfs se rendent dans une même partie, ce n'est pas pour y répéter, pour y redoubler la même action, mais pour la douer, chacun, d'une vertu distincte.

Par exemple, deux nerfs se rendent à la face : l'un est pour le mouvement volontaire, et l'autre pour le mouvement respiratoire.

La langue reçoit trois nerfs : l'un pour le mouvement de déglutition, l'autre pour le mouvement volontaire, le troisième pour le sens du goût.

Chaque nerf a donc son rôle déterminé, sa mission précise.

Mais restait à éclaircir un point, plus difficile encore.

La plupart des nerfs, tous ceux de la moelle épinière, par exemple, sont à la fois moteurs et sensibles.

Comment cela peut-il être? Comment deux fonctions dans un seul organe?

C'est alors que, par un éclair de génie, M. Bell conçoit la grande idée que chaque nerf est double, que chacun est composé de deux, l'un pour le *sentiment*, l'autre pour le *mouvement*; c'est alors qu'il s'explique pourquoi chaque nerf a deux *racines*; et que, dans chaque *racine*, prise à part, il voit le nerf primitif, le nerf simple, le nerf distinct.

Il soumet donc chaque racine à l'expérience. Il obtient pour l'une des deux un résultat net et précis; et de la propriété manifestée par celle-là, il conclut la propriété qui réside dans l'autre.

Cette expérience, essai immortel quoique incomplet, fut le premier pas.

Dix ans plus tard, M. Magendie lut à l'Académie un Mémoire où il annonçait qu'ayant coupé la *racine antérieure* d'un nerf, il n'avait aboli que le *mouvement*, et qu'ayant coupé la *racine postérieure*, il n'avait aboli que le *sentiment*.

M. Magendie n'avait fait que compléter l'expérience de M. Bell; mais là, dans ce complément même, était un pas nouveau et immense; car rien n'était plus laissé à la seule déduction, tout était positif, la démonstration expérimentale était entière. On ne parut comprendre, en Angleterre, toute la portée du progrès auquel M. Bell avait, le premier, attaché son nom, qu'en apprenant tout ce que, par ce démêlement délicat, M. Magendie avait obtenu d'admiration parmi nous.

L'impression produite par la sagacité fine de notre habile expérimentateur nous dominait encore, que déjà, par un de ces brusques changements auxquels il ne fut que trop sujet, il venait apporter la dénégation la plus complète de son premier travail.

Cette fois-ci du moins l'instabilité avait son excuse. Plus on pénétrait dans une exploration si hardie, plus l'énigme se compliquait.

M. Magendie, expérimentateur infiniment plus exercé que M. Bell, n'avait pu multiplier ses recherches sans s'apercevoir que la racine, reconnue *motrice*, c'est-à-dire l'*antérieure*, donnait des signes de *sensibilité*.

D'où cette *sensibilité* lui venait-elle?

Impitoyable envers lui-même, au moins autant qu'il l'était envers les autres, M. Magendie a passé vingt ans de sa vie à chercher la solution de ce nouveau problème; et l'on peut dire aujourd'hui, à l'honneur de sa mémoire, on peut dire devant cette Académie qui l'avait si fort applaudi, qu'il l'a trouvée.

Lasensibilité de la racine *antérieure*, de

la racine *motrice*, n'appartient pas à cette racine, n'est point à elle, n'est qu'un emprunt fait à la racine *postérieure*.

Cette sensibilité d'*emprunt*, de *retour*, cette sensibilité *récurrente*, comme il l'a plus tard appelée, est la découverte de M. Magendie.

Et par cette découverte si fine, si délicate, si difficile à faire, il a rendu au beau principe d'*exclusivité d'action* toute sa pureté, car il a fait voir que, prise en elle-même et considérée en soi, la racine *antérieure* est uniquement *motrice*, comme la racine postérieure est uniquement *sensible*.

On a contesté ces grands résultats tant qu'a vécu M. Magendie; on les conteste encore; ils n'en sont pas moins incontestables. Les contemporains repoussent, la postérité admire.

M. Magendie était entré à l'Institut en 1821. Ayant eu assez de finesse pour s'y faire accepter sans dissimuler son humeur originale, sans se contraindre dans sa raillerie indomptée, il se garda bien de se départir ni de l'une ni de l'autre, lorsqu'il fut arrivé à son but. Ses confrères les praticiens l'avaient admis dans leur Académie dès sa fondation, sur ce que jusque-là il s'était montré un disciple d'Hippocrate assez respectueux, bien qu'il ne crût à rien et moins à la médecine qu'à aucune autre chose. L'avenir aidant, les convictions auraient pu arriver; mais cet avenir, embelli par les sympathies que lui valurent ses succès scientifiques, conduisit jusqu'à la révolte cet initié insoumis.

Dans nos rangs, où des amitiés l'attendaient, il remplit très-sérieusement les devoirs qui lui étaient imposés; il se montra, pour le travail des commissions, aussi actif que judicieux et éclairé; plusieurs rapports de lui furent de véritables études. Mais il tenait en réserve, pour l'exercice de certains de ses priviléges, des saillies dont la brusquerie et l'imprévu déconcertaient les prévisions et troublaient toutes les traditions académiques. Jamais il ne donnait à entendre qu'un sentiment était erroné, qu'un fait n'était pas exact : il le disait. Ses confrères les médecins, qui aspiraient à l'Institut, avaient à réclamer son suffrage. A moins que les entraînements de l'affection ne vinssent en aide, il défendait la position en homme qui ne croit pas nécessaire de la partager, et opposait à leurs côtés faibles une franchise qui ne leur laissait rien à deviner. Si des titres réels lui étaient présentés, vaincu dans sa probité : « Eh bien, » disait-il en s'éloignant, « vous aurez ma voix, mais non pas ma « main. »

Un danger beaucoup plus sérieux existait vis-à-vis de notre académicien : s'étant consacré sans réserve à la physiologie, il se l'était adjugée comme un domaine qui lui appartenait en propre. Aucun point de cette science ne pouvait être effleuré sans qu'il s'en offensât : ou il y avait touché, ou il le tenait en réserve dans sa pensée, cherchant quel aspect nouveau il lui donnerait par l'expérience. Dans cet état de choses, un travailleur qui sortait de ligne devenait un ennemi. Une fureur d'enfant s'emparait alors de M. Magendie; il ne se possédait plus : l'homme élevé dans l'exercice complet des priviléges de la démocratie reparaissait tout entier, jusqu'à ce que l'honnête homme, l'homme d'esprit, sentît ce qu'il y avait d'inférieur à lui-même dans une pareille injustice.

Railleur, désintéressé et spirituel, c'était plus qu'il n'en fallait pour être bien posé dans le monde. Aussi une clientèle choisie vint-elle au-devant de lui sans qu'il la cherchât, car tout au plus eût-il voulu traiter ses amis : pour lui, les traiter en amis, c'était leur faire très-peu de chose ; il fallait qu'ils fussent contents ainsi. Mais il fallait bien plus, il fallait que, malades assez raisonnables, ses clients renonçassent à la douceur de lui voir plaindre des maux imaginaires, que, formés à sa guise, ils acceptassent vérités sévères, gronderies et boutades. Malgré tout, ils étaient, selon l'expression de Sganarelle, « si fort endiablés à le prendre pour un habile homme, » que, sur le bruit de la réputation qu'ils lui firent, arrivèrent jusqu'à lui quelques-uns de ces naïfs prôneurs de l'infaillibilité médicale qui vénèrent le joug, et se croiraient voués à tous les maux, si leur foi ne grandissait en raison de l'obscurité des doctrines. En déposant devant eux le bilan de ses croyances, M. Magendie mettait leur candeur dans une plaisante déroute, et finissait par leur assurer qu'ils n'avaient à se guérir que de leur tendance à la crédulité.

A l'ardeur de jeunes praticiens, vantant le succès de leurs prescriptions, il opposait son expérience, leur disant avec une douce ironie : « On voit bien que vous n'avez jamais essayé de ne rien faire. » Si la simplicité extrême de ce mode de traitement amenait d'assez justes objections : « Soyez convaincu, ajoutait-il, que la plupart du temps, lorsque le trouble se produit, nous ne pouvons en découvrir les causes ; tout au plus en saisissons-nous les effets : notre seule utilité, en assistant au travail de la nature, qui, en général, tend vers son état normal, est de ne point l'interrompre; nous ne devons aspirer qu'à être quelquefois assez habiles pour l'aider. »

« Qu'on lui laisse faire absolument tout « ce qu'il voudra ; je ne prescris que cela, » disait-il en quittant un jeune garçon dont l'état présentait des symptômes alarmants.

Ordinairement avare de son temps, de ses visites, il prodigue l'un et l'autre pour cet enfant, mais n'ajoute rien à sa médication. Le soir du troisième jour venu, tout à coup son front s'éclaircit, il saisit l'oreille du malade : « Petit drôle, dit-il, tu ne m'as « pas laissé un moment de repos ; » et, lui appliquant un léger soufflet : « Va te pro-« mener maintenant. » Le père, joyeux, se rapproche : « Qu'avait donc cet enfant ? — Ce qu'il avait ? ma foi, je n'en sais rien ; ni moi, ni la Faculté tout entière, si elle pouvait être sincère, ne vous le dirait ; ce qu'il y a de certain, c'est que tout est rentré dans l'état normal. » Et il disparaît.

La plus large part de la carrière médicale de M. Magendie appartint aux malheureux; il préféra l'hôpital à la clientèle. Vingt ans de service comme médecin dans les hospices nous montrent l'homme sévère, l'homme fantasque, devenant doux et patient en approchant de la couche de l'indigent; le penseur sérieux, le censeur inflexible écoutant et consolant les pauvres vieilles de la Salpêtrière, recevant avec émotion la couronne qu'elles lui offrent, et ne quittant cet établissement, pour passer à l'Hôtel-Dieu en 1830, qu'en se conservant le droit d'y continuer ses bienfaisantes aumônes.

Une chaire de médecine étant devenue vacante au Collége de France, le ministre, désireux de concilier l'opinion publique avec les tendances du gouvernement, crut avoir à demander quelques concessions au rigide candidat qu'elle lui désignait. Celui-ci, amené par un ami jusqu'auprès de M. Frayssinous et tout surpris de s'y être laissé prendre, se roidit tellement que l'habile orateur, le grand maître en fait de *conférences*, vit finir celle-ci sans que l'épineuse rudesse, la fierté glacée de son interlocuteur eussent pu être entamées. Sortant de là, notre frondeur secouait la tête, en disant : *Il n'est pas encore assez fort pour moi.* M. Récamier fut nommé.

Trois ans plus tard, en 1830, M. Magendie fut mis en possession de la chaire. C'est alors qu'il donna libre carrière à son entraînement pour l'art expérimental.

On s'est étonné de la manière dont il prodiguait les expériences. Et pourtant, qui serait en droit de l'en blâmer? C'est de ces expériences improvisées que souvent il a fait sortir ses résultats les plus hardis et les plus heureux. Il avait le don de saisir au passage, et comme au vol, les faits apparus. D'une curiosité passionnée, de nature *prime-sautière*, comme eût dit Montaigne, la soudaineté fit son génie.

Toutefois, le succès aventuré des expériences n'en est point l'art. L'art demande, avant tout, de la combinaison, de la réflexion. Ce n'est pas l'expérience qui cherche, c'est l'esprit qui cherche par l'expérience ; c'est l'esprit qui trouve, c'est l'esprit qui invente les ressorts qui font trouver. Buffon disait avec un sens profond : *Le meilleur creuset, c'est l'esprit.*

Les leçons de M. Magendie au Collége de France ont été recueillies en deux ouvrages séparés : l'un sur le *Système nerveux*, et l'autre sur les *Phénomènes physiques de la vie.*

Celui-ci nous présente le professeur sous un nouvel aspect.

Bichat avait exagéré le rôle des *propriétés vitales*. M. Magendie exagère, à son tour, le rôle des *propriétés physiques.*

Leur opposition même nous les a rendus tous deux plus utiles. Ce n'est qu'à force de multiplier les points de vue particuliers qu'on arrive à la vue d'ensemble.

Par une alliance profonde, et qui forme le nœud de la vie, tout concourt dans notre organisme : les *forces physiques* comme les *forces vitales.*

Et ces deux ordres de forces ne représentent pas même l'homme au complet. Au-dessus des *forces vitales* règnent les *forces psychiques* ou *intellectuelles*.

La *sensibilité* n'est point une force *physique*, ni la *pensée* une force *vitale*.

Il y a une philosophie supérieure et il y a des philosophies commodes. J'appelle philosophie commode, et ici je ne fais point d'allusion à M. Magendie, car il n'était d'aucune, toute philosophie qui brise son sujet et prend un fragment pour l'ensemble.

La philosophie supérieure, c'est-à-dire la vraie, embrasse l'être complexe; et, dans cet être complexe, elle arrive à l'unité, non par l'exclusion arbitraire de telles ou telles parties, mais par la vue claire et distincte du rôle précis de chacune.

M. Magendie aurait dit volontiers avec Pascal, quoique dans un sens moins profond : « Nous n'estimons pas que toute la

« philosophie vaille une heure de peine. »

Là n'était pas son rôle. Son rôle a été celui d'un grand expérimentateur.

Ayant reçu de Bichat le flambeau de l'art expérimental, il l'a porté d'une main ferme, durant quarante ans; infatigable dans le travail, hardi dans l'exploration, ne faisant cas d'aucune secte, ni du *matérialisme*, ni du *vitalisme*, ne concevant pas même l'esprit de secte, il a cherché la vérité avec une indépendance entière. Cette raison libre a été son cachet; par où il s'est acquis l'estime des penseurs qui savent le peu que vaut toute coterie intellectuelle, et la sympathie des jeunes gens qui veulent ne devoir qu'à eux-mêmes leurs convictions.

« Les hommes passent, » a dit le philosophe, « et la science s'accroît. — *Multi per-* « *transibunt et augebitur scientia.* » Haller, Bichat, M. Magendie, venaient à peine de constituer la physiologie proprement dite, la physiologie humaine, qu'un horizon plus vaste se découvrait.

Grâce à l'anatomie comparée, cette étude antique rendue à notre siècle, la vue du physiologiste a pu embrasser l'ensemble des êtres vivants. A l'observation, à l'expérience, il a pu joindre l'art, non moins délicat et non moins fécond, des comparaisons suivies. Les comparaisons ont mené aux rapports; les rapports ont conduit aux lois.

« Les lois sont les rapports nécessaires « des choses, » a dit Montesquieu.

Un esprit philosophique nouveau, né de la science et supérieur à la science même, se pose déjà toutes les grandes questions de la vie, étudiée non plus seulement dans chaque être en particulier, mais considérée comme un élément constitutif, et, si je puis ainsi dire avec Montaigne, comme une *pièce* de l'Univers : son apparition, son ancienneté, ses gradations, ses variations successives; il ose démêler, il ose suivre les liens profonds qui unissent l'histoire de la vie à l'histoire du globe; il voit le globe et la vie se développer d'une évolution commune; les progrès concertés lui révèlent l'unité de dessein; et, pour rappeler une parole éloquente de l'orateur romain, « il « *saisit presque* CELUI qui régit et modère « tout : *ipsumque cuncta moderantem et re-* « *gentem penè prehenderit.* »

Vers le commencement de 1832, le cours ordinaire de l'existence de M. Magendie fut détourné. Des bruits vagues et sinistres se répandaient au milieu de nous : le lointain fantôme ne tarda pas à se dégager de ses ombres pour présenter à nos imaginations effrayées la poignante perspective de l'invasion d'une épidémie. Alors que, sous la pression de la crainte, les personnalités devenaient vives jusqu'à être cruelles, le plus noble réveil s'opéra chez M. Magendie. Venant un lundi à notre séance habituelle, il nous dit : « Je suis médecin, messieurs, ce mandat m'appelle au foyer du mal. Je pars pour Sunderland; puissé-je, en étudiant le choléra au lieu de son apparition, vous apporter quelques lumières. Donnez-moi, par votre délégation, plus d'autorité. » — Partout le voyageur rencontre un respect attendri. Il arrive dans un petit port de mer, centre de la contagion. Mais, lui dit-on, une population de pêcheurs, répandue sur les côtes environnantes, a été le point de départ du mal. Il va au milieu de ces malheureux: sous de misérables huttes, exposées à toutes les rigueurs de l'humidité, de la malpropreté et du vice, il trouve des collections d'individus dont la réunion est sans nom; dans ce pêle-mêle, entre des morts et des mourants, vivent, dorment, mangent, des êtres dont les instincts brutaux excluent toute intervention secourable.

La contagion ordinaire n'était point admissible. « Qu'est-ce? que ferons-nous? » lui demandait-on à son retour avec anxiété. « —Je ne sais pas assez, » fut tout ce qu'on put arracher à sa tristesse.

Paris palpitait sous le voile de la crainte, lorsque, d'un seul bond franchissant l'espace, le fléau y éclate comme une bombe. Qui ne se rappelle qu'à ce début, dont la violence extrême avait été jusqu'alors sans exemple sur notre continent, un être frappé était un être mort? Appelé près du premier atteint, à partir de ce moment, M. Magendie ne s'appartint plus; c'était vers l'hôpital qu'il dirigeait ses pas : « Les riches ne manqueront pas de médecins, » disait-il; et, franchissant les rangs serrés d'une foule frémissante et égarée d'où partaient les cris: « vengeance, mort aux médecins, mort aux « empoisonneurs, » il gravissait les degrés de l'Hôtel-Dieu, renouvelant mille fois auprès de malheureux, réduits à l'état de masse inerte, son abnégation, ne sentant d'autre douleur que celle d'inspirer la méfiance, trouvant sa récompense en vidant sa bourse pour accompagner d'un secours le retour dans la famille d'un échappé du péril. — La durée, la rigueur du fléau trouvèrent les forces de M. Magendie à leur niveau.

Le calme un peu rétabli, la croix de la Légion d'honneur lui fut envoyée. « Je la « crois assez bien placée, » disait-il.

Ayant satisfait à sa conscience, il retourna à ses travaux, s'occupa encore de ses investigations sur le système nerveux, reprit son enseignement; mais ses leçons sur le choléra, et plus encore sa contenance, trahirent un profond ébranlement. Cet homme qu'on accusait d'insensibilité n'avait pas traversé impunément une phase de déchirantes émotions. Poussé par une secrète préoccupation, il s'appliquait à chercher quels sont les agents sous l'influence desquels les maladies épidémiques peuvent se produire.

Un jour qu'enfermé dans son laboratoire, il donnait toute son attention à une expérience, en levant la tête, ses yeux rencontrèrent ceux d'un homme grand, sec, qui, d'une voix brève, demandait à parler à Magendie. Dès la première inspection, au chapeau à larges bords gardé sur la tête, à la culotte courte, à la forme étrange du vêtement, l'expérimentateur comprit à qui il avait affaire. « J'avais entendu parler de toi, dit alors le quaker, on ne m'avait pas trompé; je viens te dire que tu dois cesser ces expériences : qui t'a permis de disposer de la vie de ces animaux? — Votre compatriote Harvey, répondit M. Magendie, n'eût point découvert la circulation du sang, s'il n'eût pu sacrifier les biches du parc de Charles Ier. Ici, la science lutte contre les maux infligés à l'humanité, comme ailleurs la guerre contre les envahissements de la barbarie : peut-être, ajouta-t-il avec une complaisante déférence, pourriez-vous condamner la chasse. — Certainement, reprit l'inflexible quaker, je condamne la chasse, la guerre et les expériences sur les animaux; l'homme s'y donne des droits qu'il n'a pas; je veux le prouver, et je voyagerai jusqu'à ce que je les aie fait disparaître du monde. » — Probablement ce réformateur court encore.

Le séjour de la campagne vint apporter une heureuse diversion à la vie de M. Magendie. Sous l'influence d'une existence rendue plus facile, cette nature, jusque-là indomptée, fut doucement amenée à se détendre. Il s'était marié : se voyant compris jusque dans les faiblesses de son caractère, il prit en homme d'esprit le parti d'en rire : « Je conviens, disait-il avec abandon, que je ne suis qu'un vrai dogue. » Cet aveu amena des jours heureux; quelques amis, de bons voisins, flattés de tels rapports, vinrent applaudir à des expérimentations sur la végétation, sur les améliorations agricoles, essais qui, disait-il, devaient enrichir la science et le pays, mais dont le résultat immédiat fut de diminuer sa fortune. Au bonheur intime, au charme d'une société spirituelle, notre savant joignit le plaisir si doux de faire du bien. Pour les malheureux de ses alentours, faisant abstraction d'une partie de ses principes médicaux, il avait établi chez lui une petite, mais très-petite pharmacie. De tous les remèdes, celui qu'il mettait le plus souvent en usage était de payer à son malade la consultation que ce malade recevait.

Il ne restait de trace du sans-gêne et de la rudesse républicaine que dans l'épanchement de quelques bonnes causeries où M. Magendie se donnait, de temps à autre, le malin plaisir de démolir avec tant de rigueur tous les gouvernements, qu'un judicieux ami en vint à lui dire : « Si l'on en « créait aujourd'hui un tel que vous le rê- « vez, dans six semaines vous le trouveriez « le plus détestable du monde. » — « Vous « pourriez bien avoir raison, reprit-il. Ce « qu'il y a de certain, c'est qu'il n'en est « aucun qui puisse se vanter d'avoir reçu « de moi une demande. »

Ce fut effectivement sans demande qu'en 1848, lors de la fondation du Comité consultatif d'hygiène publique, on l'en nomma président. La fermeté avec laquelle il interdit au charlatanisme l'entrée dans cette institution, la netteté, la justesse de ses vues, y rendirent son influence utile : comme partout, il y conquit l'estime générale, et plus qu'ailleurs il se rendit accessible à l'amitié.

Déjà depuis huit ans le ministère de la guerre l'avait appelé à la présidence du comité d'hygiène hippique. Les lumières qu'il y apporta devinrent la source d'améliorations dont jouit encore notre cavalerie. En 1851, la croix de commandeur de la Légion d'honneur lui fut envoyée; il en prit ombrage, craignant que les services qu'il avait rendus perdissent ainsi le mérite du désintéressement.

Une altération profonde, qui se manifesta dans la santé de M. Magendie, révéla qu'un des organes essentiels à la vie était atteint. Dès lors il ne vint plus que rarement à nos réunions; dès lors au confrère bizarre, malaisé, survécut, au milieu de nous, l'homme supérieur. On ne se souvint plus que de cette ferme droiture qui donnait une si grande force aux liens qui attachaient à lui; et lorsque, plus tard, on apprit que le mal s'aggravait, disciples dévoués, élèves reconnaissants, parents, amis, confrères, ressentirent une commune alarme. Les rudesses furent oubliées. Fontenelle nous dit, en parlant d'un académicien de son temps :

« Tous ceux qui pouvaient se plaindre de « quelques-unes de ses sincérités, allèrent le « voir; il fut touché de l'expression de sen- « timents qu'il méritait plus qu'il ne se les « était attirés. » M. Magendie, lui aussi, reçut avec esprit et avec cœur l'expression de sentiments qu'il méritait. « Sachez bien, » disait-il à ses anciens concurrents, « que « mes rigueurs grandissaient en raison de « la valeur que je reconnaissais à ceux en- « vers qui je les exerçais. » Les amours-propres sont ingénieux : dans cet étrange mode d'appréciation, chacun trouva de quoi se satisfaire.

On ne pénétrait pas auprès de M. Magendie sans être frappé de la douleur qui se peignait sur la figure d'un serviteur que trente ans de contact avaient rendu la grotesque, mais fidèle copie de son maître. Veillant avec sollicitude à son chevet, il entendit celui-ci annoncer, avec calme, l'heure de la séparation. Emporté par son pieux attachement, il s'écria : « Revenez a « vous, mon bon maître; je vous en con- « jure, revenez, nous grognerons encore « ensemble. »

La force morale, que cet homme de bien avait tant cultivée, fut respectée par la maladie. Ses souffrances ne l'étonnèrent pas. Il les étudia comme des phénomènes. « Vous « me voyez ici complétant mes expérien- « ces, » disait-il en recevant les adieux d'un confrère; « jamais la science à la- « quelle j'ai consacré toutes mes forces ne « m'a paru environnée de plus de gran- « deur; les ressorts de la vie, si merveilleu- « sement combinés, s'éveillent pour faire « de chacun de nous un instrument de pas- « sage, qui en s'éteignant se régénère. Au « moins ai-je pu, dans ma course restreinte, « planter quelques jalons sur la route qui « mène à la VÉRITÉ, seule puissance à la- « quelle j'aie subordonné ma raison. »

DISCUSSION

SUR LES TITRES RESPECTIFS

DE

MM. BELL ET MAGENDIE

A LA DÉCOUVERTE DES FONCTIONS DISTINCTES

DES RACINES DES NERFS.

DISCUSSION

SUR LES TITRES RESPECTIFS

DE MM. BELL ET MAGENDIE

A LA DÉCOUVERTE

DES FONCTIONS DISTINCTES DES RACINES DES NERFS.

I

TITRES DE M. BELL.

Les titres de M. Bell se trouvent dans la brochure qu'il a publiée en 1811, sous ce titre : *Idea of a New anatomy of the Brain, submitted for the observations of his friends.* London, 1811.

C'est dans cette brochure que M. Bell :

1° expose sa grande idée que chaque nerf, à la fois *moteur* et *sensible*, est un *nerf double;* et 2° qu'il raconte son expérience.

§ I. Idée des *nerfs doubles*, ou, comme l'auteur les appelle, des *nerfs mixtes.*

« Les nerfs que nous suivons dans le « corps, dit-il, ne sont pas des nerfs simples « possédant deux puissances, mais des fais- « ceaux de nerfs différents, dont les fila- « ments, réunis pour la commodité de la « distribution, sont distincts aussi bien par « leurs fonctions que par leur origine du « cerveau [1]. »

Il ajoute :

« Considérant que les nerfs spinaux ont

[1] « I have to offer reasons for believing that..... the « nerves which we trace in the body are not single ner- « ves possessing various powers, but bundles of different « nerves, whose filaments are united for the convenience « of distribution, but which are distinct in office, as they « are in origin from the brain. » (Bell : *The nervous system of the human body*, etc., third edition, Edinburgh, 1836, p. 442.

« une double racine, et ayant pour opinion « que les propriétés des nerfs dérivent de « leurs connexions avec les parties du cer- « veau, je pensai qu'il y avait lieu de sou- « mettre mon opinion à l'épreuve de l'ex- « périence, et de prouver en même temps « que des nerfs de propriétés différentes « sont unis dans le même cordon et conte- « nus dans la même gaîne[1]. »

§ II. *Expérience.*

« En mettant à nu les racines des nerfs « spinaux, je trouvai, dit-il, que je pouvais « couper en travers le faisceau postérieur, « qui prend son origine de la partie posté- « rieure de la moelle épinière, sans con-

[1] « Considering that the spinal nerves have a double « root, and being of opinion that the properties of the « nerves are derived from their connections with the « parts of the brain, I thought that I had an opportunity « of putting my opinion to the test of experiment, and of « proving at the same time that nerves of different en- « dowments were in the same cord and held together by « the same sheaht. » (*The nervous system*, etc., p. 443.)

« vulser les muscles du dos ; mais qu'en « touchant le faisceau antérieur avec la « pointe de l'instrument, les muscles du « dos entraient immédiatement en convul- « sion[1]. »

On voit ce qu'a fait M. Bell :

1° Il a eu, le premier, l'idée que chaque nerf pouvait être *double*, ou composé de deux ; 2° il a, le premier de tous les physiologistes, porté l'expérience sur les *racines* des nerfs ; et 3° enfin, de son expérience, quoique incomplète, il a conclu la fonction distincte de chaque racine.

Tout cela a été fait par M. Bell dix ans avant M. Magendie.

[1] « On laying bare the roots of the spinal nerves, I found « that I could cut across the posterior fasciculus of ner- « ves which took its origin from the posterior portion of « the spinal marrow without convulsing the muscles of « the back ; but that on touching the anterior fasciculus « with the point of the knife, the muscles of the back « were immediately convulsed. » (Bell : *The nervous system*, etc., p. 443.)

II

TITRES DE M. MAGENDIE.

Les titres de M. Magendie se partagent en deux séries d'efforts.

Par la première, il a complété M. Bell.

Par la seconde, il a découvert la sensibilité *récurrente*.

Voyons d'abord la *première*.

Par cette *première série d'efforts*, M. Magendie a complété l'expérience de M. Bell.

Je vais reproduire sa *Note* tout entière.

On verra combien, dans ce premier essai, il avait rencontré juste. Son premier coup d'œil a toujours été le plus sûr.

EXPÉRIENCES SUR LES FONCTIONS DES RACINES DES NERFS RACHIDIENS.

(22 juillet 1822.)

« Depuis longtemps je désirais faire une « expérience dans laquelle je couperais, « sur un animal, les racines postérieures « des nerfs qui naissent de la moelle épi- « nière. Je l'avais tenté bien des fois sans « pouvoir y réussir, à cause de la difficulté « d'ouvrir le canal vertébral sans léser la « moelle et par suite sans faire périr ou « tout au moins sans blesser grièvement « l'animal. Le mois dernier, on apporta « dans mon laboratoire une portée de huit « petits chiens âgés de six semaines; ces « animaux me parurent très-propres à ten- « ter de nouveau d'ouvrir le canal verté- « bral. En effet, je pus, à l'aide d'un scal-

« pel bien tranchant et pour ainsi dire « d'un seul coup, mettre à nu la moitié « postérieure de la moelle épinière entou- « rée de ses enveloppes. Il ne me restait, « pour avoir cet organe presque à nu, que « de couper la dure-mère qui l'entoure; « c'est ce que je fis avec facilité; j'eus alors « sous les yeux les racines postérieures des « paires lombaires et sacrées, et en les sou- « levant successivement avec les lames de « petits ciseaux je pus les couper d'un « côté, la moelle restant intacte. J'ignorais « quel serait le résultat de cette tentative; « je réunis la plaie par une suture à la « peau, et j'observai l'animal; je crus d'a- « bord le membre correspondant aux nerfs « coupés entièrement paralysé; il était in- « sensible aux piqûres et aux pressions les « plus fortes; il me paraissait aussi immo- « bile; mais bientôt, à ma grande surprise, « je le vis se mouvoir d'une manière très- « apparente, bien que la sensibilité y fût

« toujours tout à fait éteinte. Une seconde, « une troisième expérience, me donnèrent « exactement le même résultat; je com- « mençai à regarder comme probable que « les racines postérieures des nerfs rachi- « diens pourraient bien avoir des fonctions « différentes des racines antérieures et « qu'elles étaient plus particulièrement « destinées à la sensibilité.

« Il se présentait naturellement à l'esprit « de couper les racines antérieures, en « laissant intactes les postérieures; mais « une semblable entreprise était plus facile « à concevoir qu'à exécuter; comment met- « tre à découvert la partie antérieure de la « moelle sans intéresser les racines posté- « rieures? J'avoue que la chose me parut « d'abord impossible; cependant je ne ces- « sai d'y rêver pendant deux jours, et enfin « je me décidai à essayer de passer, devant « les racines postérieures, une espèce de « couteau à cataracte, dont la lame très-

« étroite permettrait de pouvoir couper les « racines, en les pressant avec le tranchant « de l'instrument sur la face postérieure du « corps des vertèbres ; mais je fus obligé « de renoncer à cette manœuvre, à cause « des grosses veines que contient le canal « de ce côté et que j'ouvrais à chaque mou- « vement en avant. En faisant ces essais, je « m'aperçus qu'en tirant sur la dure-mère « vertébrale, on pouvait entrevoir les raci- « nes antérieures réunies en faisceaux, au « moment où elles vont percer cette mem- « brane. Il ne m'en fallut pas davantage, et « en quelques instants, j'eus coupé toutes « les paires que je voulais diviser. Comme « dans les expériences précédentes, je ne « fis la section que d'un seul côté, afin d'a- « voir un terme de comparaison. On con- « çoit avec quelle curiosité je suivis les effets « de cette section, ils ne furent point dou- « teux ; le membre était complétement im- « mobile et flasque, tandis qu'il conservait

« une sensibilité non équivoque[1]. Enfin, « pour ne rien négliger, j'ai coupé à la fois « les racines antérieures et les postérieu- « res ; il y a eu perte absolue de sentiment « et de mouvement.

[1] Cette expérience de la section séparée des deux *racines* est fondamentale, et seule alors (avant que le mystère de la *sensibilité récurrente* eût été dévoilé), elle pouvait être regardée comme nette et tranchante.

Près de vingt ans plus tard, en 1839, M. Magendie remarque, avec raison, que « M. Bell ne l'avait pas encore « faite. » (*Leçons sur le système nerveux*, t. II, p. 65.) — « Si M. Bell, ajoute-t-il, eût avancé, comme on le pré- « tend à tort, que les racines postérieures et non les an- « térieures président à la sensibilité, il eût avancé un fait « que son expérience aurait démenti. » (*Ibid.*, t. II, p. 77.) Elle ne l'aurait pas *démenti ;* mais elle ne l'eût point *prouvé* directement. M. Bell n'a pu rien voir *directement* de la sensibilité, car l'animal sur lequel il opérait était mort. M. Magendie continue : « En pinçant les racines, « elles sont toutes deux sensibles. Pour reconnaître les « différences de leurs propriétés, il fallait les couper ; or « c'est ce que M. Bell n'a jamais fait, puisqu'il les a sim- « plement pincées sur un animal récemment tué. » (*Ibid.*, t. II, p. 77.) En s'en tenant au fait matériel, à la vue directe, M. Magendie a complétement raison. (Voyez ce que je dis plus loin.)

« J'ai répété et varié ces expériences sur « plusieurs espèces d'animaux; les résultats « que je viens d'énoncer se sont confirmés « de la manière la plus complète, soit pour « les membres antérieurs, soit pour les pos- « térieurs. Je poursuis ces recherches et « j'en donnerai un récit plus détaillé dans « le prochain numéro ; il me suffit de pou- « voir avancer aujourd'hui comme positif « que les racines antérieures et les posté- « rieures des nerfs qui naissent à la moelle « épinière ont des fonctions différentes, que « les postérieures paraissent plus particu- « lièrement destinées à la sensibilité, tan- « dis que les antérieures semblent plus « spécialement liées avec le mouvement. »

Nous venons de voir la première *Note* de M. Magendie.

Passons à la seconde. On sera étonné du pas rétrograde.

NOTE SUR LES FONCTIONS DES RACINES DES NERFS QUI NAISSENT DE LA MOELLE ÉPINIÈRE.

(22 octobre 1822.)

« Les faits que j'ai annoncés dans le pré-
« cédent numéro sont trop importants pour
« que je n'aie pas cherché à les éclairer par
« de nouvelles recherches.

« J'ai d'abord voulu m'assurer si on ne
« pourrait pas couper les racines antérieu-
« res ou postérieures des nerfs spinaux sans
« ouvrir le grand canal de la dure-mère
« vertébrale; car, en exposant la moelle
« épinière à l'air et à une température
« froide, on affaiblit sensiblement l'action
« nerveuse, et par suite on obtient d'une
« manière peu apparente les résultats que
« l'on cherche.

« La disposition anatomique des parties
« ne rendait pas la chose impossible, car

« chaque faisceau de racine spinale che-
« mine quelque temps dans un canal parti-
« culier avant de se réunir et de se con-
« fondre avec l'autre faisceau. En effet, j'ai
« trouvé qu'à l'aide de ciseaux mousses par
« la pointe on peut enlever assez des lames
« et des parties latérales des vertèbres pour
« mettre à découvert le ganglion de chaque
« paire lombaire; et alors avec un petit
« stylet on sépare sans trop de difficulté le
« canal qui contient les racines postérieu-
« res, et il n'y a plus de difficulté pour faire
« la section. Cette manière de faire l'expé-
« rience m'a donné les mêmes résultats que
« ceux que j'avais déjà observés; mais,
« comme l'expérience est beaucoup plus
« longue et laborieuse qu'en suivant le
« procédé où l'on ouvre le grand canal de
« la dure-mère spinale, je ne crois pas qu'on
« doive suivre cette méthode de faire l'expé-
« rience de préférence à la première.

« J'ai voulu ensuite soumettre à une

« épreuve particulière les résultats dont « j'ai précédemment parlé. Chacun sait « que la noix vomique détermine chez « l'homme et les animaux des convulsions « tétaniques générales très-violentes. Il « était curieux de savoir si ces convulsions « auraient encore lieu dans un membre « dont les nerfs du mouvement seraient « coupés, et si elles se montreraient aussi « fortes qu'à l'ordinaire, la section des nerfs « du sentiment étant faite. Le résultat a été « tout à fait d'accord avec les précédents, « c'est-à-dire que, sur un animal où les ra-« cines postérieures étaient coupées, le té-« tanos a été complet et aussi intense que « si les racines spinales eussent été toutes « intactes; au contraire, dans un animal où « j'avais coupé les nerfs du mouvement de « l'un des membres postérieurs, ce membre « est resté souple et immobile dans le mo-« ment où, sous l'influence du poison, tous « les autres muscles du corps éprouvaient

« les contractions tétaniques les plus pro-
« noncées.

« En irritant directement les nerfs du « sentiment ou les racines spinales postérieures, produirait-on des contractions? « Une irritation directe des nerfs du mouvement exciterait-elle de la douleur? Telles sont les questions que je me suis faites « et que l'expérience seule pouvait résoudre.

« J'ai commencé par examiner sous ce « rapport les racines postérieures, ou les « nerfs du sentiment. Voici ce que j'ai observé : en pinçant, tiraillant, piquant ces « racines, l'animal témoigne de la douleur; « mais elle n'est point à comparer, pour « l'intensité [1], avec celle qui se développe « si l'on touche, même légèrement, la « moelle épinière à l'endroit où naissent

[1] Elle est tout à fait à comparer : la sensibilité des *racines postérieures* est extrême. Il ne faut pas oublier que ces premières expériences n'étaient que des essais.

« ces racines. Presque toutes les fois que « l'on excite ainsi les racines postérieures, « il se produit des contractions dans les « muscles où les nerfs se distribuent; ces « contractions sont cependant peu mar- « quées, et infiniment plus faibles que si « on touche la moelle elle-même : quand on « coupe à la fois un faisceau de racines pos- « térieures, il se produit un mouvement de « totalité dans le membre où le faisceau va « se rendre.

« J'ai répété les mêmes tentatives sur les « faisceaux antérieurs, et j'ai obtenu des « résultats analogues, mais en sens inverse; « car les contractions excitées par le pince- « ment, la piqûre, etc., sont très-fortes et « même convulsives, tandis que les signes « de sensibilité sont à peine visibles [1]. Ces « faits sont donc confirmatifs de ceux que

[1] Ces signes de sensibilité, *à peine visibles*, ont été mieux compris plus tard par M. Magendie ; ils lui présentaient le premier indice de la *sensibilité récurrente*.

« j'ai annoncés; seulement ils semblent éta-
« blir que le sentiment n'est pas exclu-
« sivement dans les racines postérieures,
« non plus que le mouvement dans les an-
« térieures[1]. Cependant une difficulté pou-
« vait s'élever. Quand, dans les expériences
« qui précèdent, les racines ont été coupées,
« elles étaient continues avec la moelle
« épinière : l'ébranlement communiqué à
« celle-ci ne serait-il pas la véritable ori-
« gine soit des contractions, soit de la dou-
« leur qu'ont éprouvées les animaux? Pour
« lever ce doute, j'ai refait les expériences,
« après avoir séparé les racines de la
« moelle; et je dois dire qu'excepté sur
« deux animaux, où j'ai vu des contractions
« quand je pinçais ou tiraillais les faisceaux
« antérieurs et postérieurs, dans tous les
« autres cas je n'ai observé aucun effet sen-
« sible de l'irritation des racines antérieu-

[1] Erreur : chaque *racine*, considérée en soi, a sa fonction *exclusive*. (Voyez les *Notes* suivantes.)

« res ou postérieures ainsi séparées de la « moelle.

« J'avais encore un autre genre d'épreuve « à faire subir aux racines spinales : c'était « le galvanisme. En conséquence, j'ai ex- « cité ces parties par ce moyen, d'abord en « les laissant dans leur état ordinaire, et « ensuite en les coupant par leur extrémité « spinale pour les placer sur un corps iso- « lant. Dans ces divers cas j'ai obtenu des « contractions avec les deux sortes de ra- « cines; mais les contractions qui suivaient « l'excitation des racines antérieures étaient « en général bien plus fortes et plus com- « plètes que celles qui naissaient quand le « courant électrique s'établissait par les « postérieures. Les mêmes phénomènes « avaient lieu soit qu'on appliquât le pôle « zinc ou le pôle cuivre sur le nerf.

« Il me reste maintenant à rendre compte « des recherches que j'ai faites pour tâcher « de suivre le sentiment et le mouvement

« isolés au delà des racines des nerfs, c'est-« à-dire dans la moelle épinière; je m'en « occuperai incessamment.

« Avant de terminer cet article, je dois « donner quelques éclaircissements sur la « nouveauté des résultats que j'ai annon-« cés.

« Quand j'ai écrit la note contenue dans « le numéro précédent, je croyais être le « premier qui eût songé à couper la racine « des nerfs spinaux; mais je fus bientôt « détrompé par un petit écrit de M. Schaw, « que ce jeune et laborieux médecin eut « la complaisance de m'envoyer dès qu'il « eut reçu le numéro de mon journal. Il « est dit, dans cet écrit, que M. Ch. Bell « avait fait cette section il y a treize ans et « qu'il avait reconnu que la section des « racines postérieures n'empêchait pas les « mouvements de continuer. M. Schaw « ajoute que M. Ch. Bell avait consigné ce « résultat dans une petite brochure impri-

« mée seulement pour ses amis, mais non « pour la publication. J'ai aussitôt de- « mandé à M. Schaw qu'il voulût bien « m'envoyer, s'il était possible, la brochure « de M. Ch. Bell, afin que je lui rendisse « toute la justice qui lui serait due. Peu de « jours après, je l'ai reçue de M. Schaw.

« Cette brochure a pour titre :

« *Idea of a new anatomy of te Brain, sub-* « *mitted for the observations of his friends, by* « *Ch. Bell. F. A. S. E.* »

« Elle est très-curieuse, en ce qu'on y « remarque le germe des récentes décou- « vertes de l'auteur sur le système ner- « veux. A la page 22, on trouve le passage « indiqué par Schaw ; je le transcris en en- « tier :

« Considering that the spinal nerves « have a double root, and being of opinion « that the properties of the nerves are de- « rived from their connections whit the « parts of the brain, I thought that I had

« an opportunity of putting my opinion to « the test of experiment, and of proving at « the same time that nerves of different en- « dowments, were in the same cord and « held together by the same sheath. On « laying bare the roots of the spinal ner- « ves, I found that I could cut across the « posterior fasciculus of nerves which took « its origin from the posterior portion of « the spinal marrow without convulsing « the muscles of the back; but that on tou- « ching the anterior fasciculus with the « point of the knife, the muscles of the back « were immediately convulsed. » (Voyez, ci-devant, p. 63. et 64).

« On voit, par cette citation d'un ouvrage « que je ne pouvais connaître, puisqu'il « n'a point été publié, que M. Bell, conduit « par ses ingénieuses idées sur le système « nerveux, a été bien près de découvrir les « fonctions des racines spinales; toutefois, « le fait que les antérieures sont destinées

« au mouvement, tandis que les postérieu-
« res appartiennent plus particulièrement
« au sentiment, paraît lui avoir échappé[1] :
« c'est donc à avoir établi ce fait d'une
« manière positive que je dois borner mes
« prétentions. »

III

RÉPLIQUE DE M. BELL A M. MAGENDIE [2].

Pour la commodité de la discussion, M. Bell attribue cette *Réplique* à un élève[3].

Cet *élève* pourrait bien être M. Bell lui-même.

[1] Embarras de langage, que M. Magendie éclaircira plus tard. Le fait n'avait point *échappé* à M. Bell. Il l'avait prévu par l'esprit, et, de plus, il l'avait directement, quoique incomplétement, constaté.

[2] Le titre de cet Écrit est : *History of this inquiry concerning the nervous system.*

[3] I am indebted to a Pupil fort this Note.

Je dois la communication de cet Écrit à M. Benjamin

« Quoique les expériences originales, « (c'est-à-dire celles de M. Bell), aient beau- « coup plus de valeur dans tous leurs ré- « sultats que celles qui ont été rapportées « par M. Magendie, cependant il est bon de « noter que celui-ci, lorsqu'il se trouvait « obligé, peu de temps après, d'abandonner « ses prétentions à la nouveauté, a eu l'ex- « trême assurance d'affirmer que les expé- « riences qu'il avait faites étaient les plus « soignées.

« C'était réellement amusant de voir « M. Magendie faire parade d'exactitude « bien supérieure, lorsque, dans le même « mémoire, au lieu de persister dans son

Brodie, juge en cette matière si compétent. M. Brodie a beaucoup connu M. Magendie, et il m'écrit, sur lui, quelques mots où je vois qu'il le place, avec une justesse parfaite, non loin d'Haller et de Bichat : d'Haller, dont il n'eut pas l'érudition, de Bichat, dont il n'eut pas les vues *expansives;* mais égal à tous deux, et supérieur peut-être pour l'*industrie* dans l'*invention* des expériences et pour l'habileté dans l'exécution.

« premier dire, il change ce qu'il avait éta-
« bli sur les fonctions des nerfs en question
« de la manière la plus essentielle. Dans
« cette seconde publication sur ce sujet, il
« donne une relation tout à fait différente
« de celle qu'il avait consignée dans son
« premier mémoire.

« Les résultats tirés par M. Magendie de
« ses premières expériences avaient été tout
« à fait d'accord avec ceux qu'a énoncés
« notre auteur en 1811. En conséquence,
« quand leur relation arriva dans ce pays-ci
« et que l'on vit qu'il donnait cette décou-
« verte comme originale, on se mit aussitôt
« en mesure de faire connaître aux per-
« sonnes de la profession celui qui avait
« réellement le mérite de la découverte. Il
« n'y avait point là matière à difficulté.
« Dans son second mémoire, M. Magendie
« ayant abandonné les opinions émises dans
« son premier mémoire, pour adopter des
« vues diamétralement opposées à celles de

« sir Ch. Bell, il n'y eut plus de question de « priorité entre eux : la question fut alors « de savoir non pas celui qui avait vu le « premier, mais celui qui avait bien vu[1].

« Il est bon de dire que si les vues don- « nées par M. Magendie dans son second « mémoire sur les fonctions des racines des « nerfs spinaux avaient été exactes, elles « n'auraient plus laissé aucun espoir d'a- « méliorer nos connaissances sur le système « nerveux par les raisonnements fondés sur « l'anatomie. La partie fondamentale de la « doctrine originale était que la racine ner- « veuse donnant la sensation est tout à fait « distincte de celle qui donne le mouve- « ment[2] ; que ces propriétés sont tellement

[1] Tout cela est très-bien dit, et très-vrai, tant qu'on fait abstraction de la *sensibilité récurrente*, ou qu'on ne la connaît pas encore, ce qui était le cas de M. Bell.

[2] D'accord : telle est bien, en effet, « la partie fondamentale de la doctrine originale : » l'*exclusivité d'action*. Mais enfin il y a quelque chose de plus ; il y a la *sensibilité mobile* de la *racine antérieure*. M. Bell ne l'a pas vue, mais quelque physiologiste aurait fini par la voir ; et tant

« différentes dans leur nature, qu'elles ne « peuvent pas toutes deux appartenir à un « même nerf; que quand un nerf, dans son « trajet, possède à la fois le mouvement et « la sensation, c'est un signe que c'est un « double nerf, composé à son origine de « deux racines, l'une qui est la source de la « sensation, tandis que l'autre est la source « du mouvement; qu'il n'est pas raison- « nable de supposer qu'un nerf pourrait « conduire l'influence nerveuse dans deux « directions opposées à la fois, ce qui serait « nécessaire si un nerf transmettait en « même temps le pouvoir moteur et recevait « les sensations. Maintenant, ce que M. Ma- « gendie, dans son second mémoire[1], pré-

qu'un physiologiste, aussi habile que M. Magendie, n'en aurait point découvert le caractère de *retour*, d'*emprunt*, le beau principe d'*exclusivité* n'eût pu être admis.

[1] Dans ce *second Mémoire*, M. Magendie s'est trompé. Mais quelle faute heureuse (*felix culpa*) ! et qui nous a valu la découverte de la *sensibilité récurrente*. (Voyez, ci-après, ma CONCLUSION.)

« sente comme étant d'une exactitude si « remarquable tend directement à renver- « ser tout cela. Chacune des deux racines, « suivant lui, peut transmettre en même « temps le mouvement et la sensation; il « n'est point vrai que la racine antérieure « soit exclusivement pour le mouvement, « et la postérieure pour la sensation; la pre- « mière participe jusqu'à un certain degré « à la fonction de la dernière, et la dernière « à la fonction de la première; tout ce qu'on « peut alléguer sur la distinction entre ces « deux racines, c'est que l'antérieure a plus « d'influence comme nerf du mouvement « que la postérieure, et la postérieure plus « d'influence comme nerf du sentiment que « l'antérieure, que l'antérieure peut con- « férer la sensation, et la postérieure le « mouvement..... »

REMARQUES DE M. MAGENDIE A L'OCCASION D'UNE NOTE DE M. FLOURENS

(1 mars 1847.)

« Je dois remercier M. Flourens d'avoir « bien voulu donner devant l'Académie les « explications que j'ai réclamées de lui dans « la précédente séance. La plupart des faits « qu'il vient de citer me paraissent exacts : « seulement il les interprète d'une manière « que je ne saurais admettre.

« Et d'abord, si j'ai gardé le silence dans « la circonstance rappelée par mon con- « frère, personne n'a pu l'interpréter « comme une sorte d'abandon de mon « droit ; car le rapport fait à l'Académie « pour le prix de physiologie de 1841 dit « textuellement que j'avais *cru devoir me* « *récuser comme ne pouvant pas être juge et* « *partie dans des questions dont je m'étais*

« *moi-même beaucoup occupé*. Je passe main« tenant aux travaux de Ch. Bell.

« Ces travaux, c'est moi qui, le premier, « les ai fait connaître en France. Je les ai « analysés dans mon *Journal de physiologie*. « J'ai même fait ressortir leur originalité « dans une lecture faite à une séance pu« blique de l'Académie des sciences ; et si « la découverte qu'on voudrait attribuer « aujourd'hui au physiologiste anglais eût « été annoncée, ou seulement indiquée « dans ses mémoires, je n'eusse certes pas « manqué de la mettre en première ligne « et d'en signaler toute l'importance.

« Charles Bell fut très-satisfait de l'ac« cueil que je fis à ses travaux. La preuve « qu'il reconnaissait que je lui avais rendu « pleine justice, c'est que, le 10 juin 1822, « il écrivait dans son journal : « Mes décou« vertes ont fait plus d'impression en France « qu'ici ; j'ai reçu une seconde lettre de Ma« gendie, qui me dit que si je voulais lui

« envoyer une courte analyse de mes expé- « riences, j'aurais la médaille que décerne « l'Institut. » (*Biographie de sir Charles Bell*, *Revue britannique*, octobre 1846.)

« Quiconque a connu la susceptibilité et « le caractère ombrageux de Charles Bell[1], « conviendra sans peine qu'il ne se serait « pas exprimé de cette manière sur un « étranger qui aurait omis dans l'exposé et « l'appréciation de ses travaux la plus belle « de ses découvertes.

« A l'occasion de mes premières publica- « tions sur les fonctions des racines, « M. Schaw m'écrivit que Ch. Bell avait an- « ciennement fait quelques expériences « analogues aux miennes. Il m'envoya une « petite brochure datée de 1811, et que « Ch. Bell n'avait communiquée qu'à ses « seuls amis, dans le but, disait-il, d'avoir « leur opinion touchant ses nouvelles idées,

[1] On verra, tout à l'heure, comment il s'exprime à l'occasion des fonctions distinctes des racines des nerfs.

« encore confuses, sur l'anatomie du cer-
« veau. Je me hâtai d'imprimer textuelle-
« ment, dans mon *Journal de physiologie*,
« les passages qui avaient trait aux racines,
« et j'eus soin d'ajouter que ni moi ni per-
« sonne, en France, n'avions le moindre
« soupçon de l'existence de cet opuscule.
« Heureusement pour mes travaux, il ne
« contenait rien qui touchât au fait capital,
« savoir, la distinction entre les deux racines
« rachidiennes, les unes comme nerfs du
« sentiment, et les autres comme nerfs du
« mouvement.

« En effet, Ch. Bell, préoccupé de ses
« idées sur l'irritabilité, dit simplement
« qu'en coupant la *racine postérieure, il n'a*
« *pas déterminé de contraction dans les mus-*
« *cles, tandis que les muscles se sont contrac-*
« *tés quand il a touché avec la pointe de*
« *l'instrument la racine antérieure*. Voilà
« l'expérience telle qu'il la décrit. On voit
« que non-seulement il n'avait pas distin-

« gué les racines en sensitives et en mo-
« trices, mais que même le mot *sensibilité*
« n'avait pas été prononcé. Comment eût-il
« pu en être autrement, puisqu'il n'agis-
« sait que sur des animaux récemment
« morts?

« En résumé, Ch. Bell avait eu avant moi,
« mais à mon insu, l'idée de couper séparé-
« ment les racines rachidiennes; il avait eu
« également le mérite de découvrir que
« l'antérieure influence la contractilité
« musculaire plus que la postérieure. C'est
« là une question de priorité dont je lui ai,
« dès le principe, fait hommage. Mainte-
« nant, quant à avoir établi que ces racines
« ont des propriétés, des fonctions dis-
« tinctes, que les antérieures président au
« mouvement, et les postérieures au senti-
« ment, cette découverte m'appartient.
« Ch. Bell ne l'a point indiquée, il n'a
« même pu l'entrevoir, puisqu'elle ne res-
« sort en aucune manière de l'expérience

« qu'il raconte[1]. C'est donc bien mon « œuvre, et elle doit rester comme une des « colonnes du monument qu'élève depuis le « commencement de ce siècle la physiologie « française. »

IV.

DE LA SENSIBILITÉ RÉCURRENTE.

La découverte de la *sensibilité récurrente* a été le résultat de la seconde série des efforts de M. Magendie.

Voici, sur ce beau sujet, que lui seul a osé aborder encore, sa première *Note*.

[1] Elle n'en ressort pas *expérimentalement*, mais bien *intellectuellement*. Le procédé *intellectuel* était le procédé de M. Bell. M. Magendie ne se place pas ici sur le terrain de sa vraie force. Sa véritable force est d'avoir découvert la *sensibilité récurrente*, dont il va être question.

RÉSUMÉ DE NOUVELLES EXPÉRIENCES SUR LE SYSTÈME NERVEUX.

(20 mai 1839.)

« Les nerfs sensitifs et les moteurs ra-« chidiens sont également sensibles quand « ils sont les uns et les autres intacts[1].

« Si l'on coupe les nerfs sensitifs, les nerfs « moteurs perdent immédiatement leur « sensibilité[2].

« Si l'on coupe par le milieu les nerfs mo-« teurs, le bout qui reste attaché à la moelle « épinière est tout à fait insensible ; le bout « opposé conserve, au contraire, une « extrême sensibilité[3]. Dans ce cas, la « sensibilité va de la circonférence au « centre[4].

[1] Fait vrai, en tenant compte de la *sensibilité récurrente.*

[2] Fait vrai et tout nouveau.

[3] Fait vrai et nouveau.

[4] Évidemment.

« Si l'on coupe les nerfs sensitifs à leur « partie moyenne, le bout qui tient à la « moelle est très-sensible; le bout qui tient « au ganglion a perdu, au contraire, toute « sensibilité[1]. »

Venons enfin à la seconde et dernière *Note* de M. Magendie. Celle-ci est la plus importante.

NOTE SUR LA SENSIBILITÉ RÉCURRENTE

(28 Juin 1847.)

« Les découvertes scientifiques ont des « destinées très-diverses. Celles-ci, accueil- « lies avec transport dès leur naissance,

[1] *Comptes rendus de l'Académie des sciences*, t. VIII, p. 76.

« parcourent le monde, excitant partout « l'enthousiasme. Tel est leur immense et « facile succès, qu'on les croirait l'une de « ces brillantes erreurs qui viennent, à des « périodes trop rapprochées, satisfaire cet « impérieux besoin des hommes, celui d'ê- « tre trompés.

« Celles-là, nées dans l'obscurité, y res- « tent jusqu'à ce qu'une circonstance heu- « reuse vienne les mettre en lumière et « glorifier leur auteur.

« D'autres, ayant d'abord jeté un certain « éclat, ne parviennent pas à surmonter le « mauvais vouloir des contemporains. « Après avoir lutté et combattu, elles « finissent par s'évanouir et tomber dans « l'oubli s'il ne leur vient à propos un se- « cours efficace.

« Une remarque assez importante, que « j'ai eu l'honneur de présenter à l'Acadé- « mie en 1839, et qui, je crois, peut être « envisagée comme une découverte, se

« trouve malheureusement aujourd'hui « dans cette dernière catégorie.

« Je ne raconterai point ici ses vicissi- « tudes; je dirai seulement qu'elle a été « condamnée deux fois par des com- « missions de l'Académie, puisque ces « commissions ont couronné deux ouvra- « ges dans lesquels ma découverte est qua- « lifiée d'erreur. Appuyé sur une autorité « des plus respectables, chacun est en droit « de croire que je me suis fait illusion « (chose d'ailleurs très-possible, car qui- « conque travaille est sujet à errer).

« Un autre motif a dû porter à la même « conclusion. J'étais membre de ces deux « commissions, je me suis abstenu, je de- « vais m'y abstenir; mais j'aurais pu pro- « tester, tandis que j'ai gardé un silence « qu'on a sans doute interprété comme un « aveu tacite de mon erreur, bien que, à « vrai dire, il eût une tout autre significa- « tion. Probablement mes honorables col-

« lègues agirent, dans cette circonstance, « d'après la maxime : *Amicus Plato, sed* « *magis amica veritas.* Je suis moi-même « grand partisan de cette sage maxime, et « je l'ai mise plus d'une fois en pratique, « en ayant soin toutefois de ne préférer à « Platon que la vérité.

« Pourquoi mes honorables collègues ne « me consultèrent-ils pas? Pourquoi ne me « demandèrent-ils pas à voir mes expé- « riences[1], que je me serais empressé de « répéter devant eux? Je ne dois l'expli- « quer que par un sentiment de discrétion « bienveillante envers un confrère dont la

[1] Ils vous *consultèrent*, ils *vous demandèrent à voir vos expériences*. Mais, ayant oublié les conditions où la *sensibilité récurrente* vous avait apparu, vous ne réussites plus à la voir reparaître. Plus tard (à l'époque dont il s'agit ici, en 1847), aidé des souvenirs de M. Bernard, de qui je tiens ce détail précieux, vous étant replacé dans les conditions favorables, vous avez retrouvé la *sensibilité récurrente*, vous l'avez reproduite avec certitude, et vous avez écrit cette *Note*, qui est, de tout point, supérieure et excellente.

« position pouvait leur paraître embarras-
« sante.

« Quoi qu'il en soit, pour clore toute « discussion, j'accorde que tous ceux qui « n'ont pas vu mes expériences peuvent re- « garder ma découverte comme gravement « compromise; car malheureusement les « physiologistes qui ont voulu les repro- « duire s'y sont pris de telle manière, qu'il « leur était impossible d'en vérifier les ré- « sultats. Cependant il s'agit d'un fait que « je regarde comme ouvrant une voie nou- « velle[1] aux recherches expérimentales sur « les fonctions encore si obscures du sys- « tème nerveux. C'est donc pour moi un « devoir de revenir sur ce point de physio- « logie et de mettre tout le monde à même « de constater l'exactitude des résultats « que j'ai fait connaître en 1839.

[1] Oui, cette fois vous avez tout à fait raison. Il s'agit ici d'une *voie nouvelle*, absolument nouvelle, et d'un grand, d'un très-grand *fait*.

« Disons d'abord en quoi consiste le phé-
« nomène que j'ai appelé en 1839 sensibi-
« lité en retour, et que je crois préférable
« de nommer aujourd'hui sensibilité ré-
« currente.

« Si l'on met à découvert, avec les pré-
« cautions convenables, une paire des nerfs
« rachidiens, on reconnaît que les deux ra-
« cines sont *sensibles*, mais qu'elles le sont
« à des titres bien différents. Dans les pos-
« térieures, la source de la sensibilité est
« au centre et se répand à la circonférence;
« dans les antérieures, au contraire, l'ori-
« gine de la sensibilité est à la périphérie
« et se propage vers le centre. C'est pour-
« quoi je donne à cette dernière le nom de
« sensibilité récurrente.

« Pour prouver que la sensibilité de la ra-
« cine antérieure vient bien réellement de
« la périphérie, je la divise transversale-
« ment vers le milieu de sa longueur, et
« des deux bouts qui résultent de sa sec-

« tion, le périphérique reste *sensible*, tan-
« dis que le central est *insensible*[1].

« Pour démontrer que cette sensibilité « de la racine antérieure rachidienne est « acquise et qu'elle prend sa source dans « la racine postérieure correspondante, je « divise de même cette dernière, et à l'in- « stant la racine antérieure perd toute sa « sensibilité. Des deux bouts qui résultent « de la section de cette racine postérieure, « celui qui tient au ganglion est devenu « insensible, tandis que celui qui tient à la « moelle possède encore une vive sensi- « bilité.

« Donc cette racine reçoit elle-même di- « rectement sa sensibilité de la moelle épi- « nière.

« Je n'insiste pas davantage sur ces ré- « sultats qui sont littéralement ceux que « j'ai annoncés à l'Académie en 1839, et

[1] Preuve excellente et décisive.

« que j'ai démontrés dans mes leçons au « Collége de France; j'ajouterai seulement « que je les maintiens rigoureusement « exacts, et que je suis, aujourd'hui comme « alors, toujours prêt à les faire voir à « ceux qui m'en manifesteraient le désir.

« Actuellement je vais rapporter des faits « qui sont de nature à jeter un nouveau « jour sur le phénomène de la sensibilité « récurrente des racines antérieures.

« Différant en cela des racines posté- « rieures qui sont constamment sensibles, « il arrive quelquefois qu'en interrogeant « la racine antérieure on la trouve dé- « pourvue de sensibilité. Cela s'observe par- « ticulièrement quand, l'ouverture du ra- « chis et la séparation de la racine ayant « été laborieuses, les animaux sont affai- « blis par la douleur et par la perte de « sang.

« Mais cette insensibilité n'est que tem- « poraire, il suffit d'attendre quelques in-

« stants, et bientôt le phénomène apparaît « et se maintient tant que l'état de la plaie « et des parties environnantes permet de « l'observer.

« Cette disparition momentanée de la « sensibilité dans un nerf est un phéno- « mène fort singulier qui appartient à la « sensibilité récurrente et qui la distingue « essentiellement de la sensibilité directe « de la racine postérieure, sensibilité que « je n'ai jamais vu disparaître compléte- « ment.

« Cependant, lorsque l'expérience est con- « venablement faite, on constate immédia- « tement, à l'ouverture du rachis, la sensi- « bilité récurrente de la racine antérieure, « et pour y parvenir j'ai reconnu que le « meilleur procédé est celui dans lequel on « ne découvre la moelle épinière que d'un « seul côté et dans l'étendue d'une ou deux « lames vertébrales.

« J'ai remarqué, en outre, que, l'expé-

« rience étant aussi bien faite que possible, « si l'animal a perdu une certaine quantité « de sang, le phénomène ne se manifeste « pas; j'ajoute que, dans le moment où il « est le plus apparent, on peut le faire dis- « paraître en pratiquant une saignée.

« Dans mes premières expériences, avant « de connaître l'influence des causes que « je viens de signaler, il m'était arrivé de « trouver les racines antérieures tantôt « sensibles, tantôt insensibles. Ce résultat, « qui pouvait paraître alors contradictoire, « n'est cependant que l'expression rigou- « reuse des faits et dépend de cette parti- « cularité remarquable, qu'un nerf sensi- « ble peut, sous certaines influences, perdre « temporairement sa sensibilité pour la re- « couvrer ensuite.

« La sensibilité que j'appelle *récurrente* « n'appartient pas exclusivement aux ra- « cines antérieures des nerfs rachidiens; « je l'ai également trouvée dans le nerf fa-

« cial, et elle existe probablement dans « d'autres nerfs encore.

« Je m'occupe en ce moment de recher- « ches à cet égard, j'aurai probablement « l'honneur de les communiquer à l'Aca- « démie.

« Je joins à cette note le récit de quel- « ques expériences que j'ai faites avec mon « collaborateur habituel, M. le docteur Ber- « nard, bien connu de l'Académie, et qui a « pris la peine de les rédiger.

« *Première expérience.* — Sur un chien de « trois à quatre mois, vif et bien portant, « on découvre la moelle lombaire du côté « droit, dans l'étendue de deux vertèbres. « Les racines nerveuses, mises à découvert, « sont les quatrième et cinquième lom- « baires.

« Aussitôt après l'expérience, qui a un « peu fatigué l'animal, on pince la racine « antérieure de la quatrième paire lom-

« baire qui ne donne pas de signes mani- « festes de sensibilité. La racine antérieure « de la cinquième paire lombaire est dans « le même cas. Alors on coupe ces deux « racines de manière à ce qu'il en résulte « des bouts périphériques et des bouts at- « tenant à la moelle. L'animal n'a pas « éprouvé de douleur au moment de la sec- « tion des racines nerveuses antérieures, et « le pincement de ces deux bouts de nerfs, « résultant de la section de la racine, ne « donne pas non plus des signes évidents « de sensibilité.

« On découvre ensuite le nerf facial sur « la joue, et l'on divise transversalement « ses rameaux. Les bouts périphériques « étant pincés ne paraissent pas sensibles « d'une manière évidente.

« Après ces premières tentatives on laisse « l'animal, pendant quelques instants, se « reposer du trouble général causé par « l'expérience. Il est possible alors de con-

« stater de la manière la plus nette la
« sensibilité des bouts périphériques des
« racines antérieures des quatrième et
« cinquième lombaires. Les bouts péri-
« phériques des branches du nerf facial
« présentent de même de la sensibilité
« de la manière la plus évidente.

« Cette sensibilité en retour des racines
« antérieures lombaires et du nerf facial se
« prolonge avec une égale intensité pen-
« dant toute la journée. Quatre heures après
« l'expérience, on constate encore, de la
« manière la plus tranchée, la sensibilité
« vive des bouts périphériques des racines
« lombaires et du nerf facial.

« Le lendemain (vingt-quatre heures
« après l'expérience), malgré un commen-
« cement de gonflement et de suppuration
« des plaies, on retrouve également la sen-
« sibilité récurrente dans les nerfs indiqués
« plus haut.

« *Deuxième expérience.* — Sur un chien de « taille moyenne de quatre à cinq mois, vif « et bien portant, on découvre la moelle « lombaire du côté droit dans l'étendue « d'une seule vertèbre ; la paire nerveuse, « mise à nu, est la cinquième paire lom- « baire.

« La racine antérieure de cette paire ner- « veuse, étant légèrement dégagée, est pin- « cée et est bien évidemment sensible. On « constate cette sensibilité à plusieurs re- « prises, puis on coupe cette racine anté- « rieure, et le bout périphérique conserve « sa sensibilité, tandis que le bout attenant « à la moelle est devenu complétement in- « sensible. La plaie du dos est recousue. « On examine de nouveau cinq heures « après, rien n'est changé ; la sensibilité du « bout périphérique de la racine antérieure « est toujours très-vive, et l'insensibilité « complète du bout central persiste. Alors

« on coupe la racine postérieure correspon-
« dante, ce qui détermine de la douleur et
« de l'agitation. Aussitôt la sensibilité en
« retour de la racine antérieure disparaît,
« si bien que des quatre extrémités ner-
« veuses résultant de la division des deux
« racines antérieure et postérieure, il n'y
« en a plus qu'une seule où la sensibilité
« persiste très-vive; c'est le bout central de
« la racine postérieure.

« Le lendemain, vingt-deux heures après
« l'expérience, la plaie est fétide et dans un
« commencement de suppuration; néan-
« moins on peut constater encore la sensi-
« bilité exquise du bout central de la racine
« postérieure et l'insensibilité complète des
« trois autres.

« *Troisième et quatrième expériences.* —
« Expériences faites sur des animaux de
« même âge, quatre à six mois. On constate
« les mêmes faits, savoir : sensibilité en re-

« tour des racines antérieures et du facial. « Quelquefois, au moment même de l'expé« rience, cette sensibilité récurrente n'est « pas bien évidente, et alors il faut atten« dre quelques instants pour que les ani« maux soient un peu remis du trouble « causé par les douleurs de l'expérience. On « a constaté aussi que la section de la ra« cine postérieure faisait disparaître la sen« sibilité en retour de la racine antérieure « d'une manière constante, et cela même « dix-huit heures après l'opération. On a vu « aussi que la sensibilité en retour de la « racine antérieure, une fois détruite par « la section de la racine postérieure, ne re« paraissait plus, quel que fût le temps qu'on « attendît.

« *Cinquième expérience.* — Expérience « faite sur un chien adulte. Mêmes résultats « constants de la sensibilité en retour qui a

« persisté jusqu'au lendemain (la racine « était attachée avec un fil).

« *Sixième expérience.* — Expérience sur « un chien adulte. On enlève deux ver- « tèbres lombaires, et l'on constate, après « avoir laissé reposer l'animal une dizaine « de minutes, que les racines antérieures « sont sensibles; alors on saigne l'animal, « et cette sensibilité en retour disparaît, « tandis que la sensibilité des racines pos- « térieures persiste toujours. »

V.

CONCLUSION.

J'ai répété toutes les expériences de M. Magendie sur la *sensibilité récurrente*[1],

[1] Je les ai répétées seul; je les ai répétées devant M. Bernard; il a bien voulu les répéter devant moi, et je

et vérifié jusque dans les moindres détails tout ce qu'il en a vu et tout ce qu'il en dit dans sa dernière Note, sa Note de 1847.

Pour reproduire ces expériences avec succès, le premier point est de se bien placer dans les conditions requises :

1° N'ouvrir le rachis que d'un côté ;

2° Ne mettre à nu que les racines d'un nerf ou de deux nerfs au plus ;

3° N'explorer les racines que cinq ou six heures après ce premier travail, pour que l'animal ait pu se remettre du trouble éprouvé, du sang perdu, et que la plaie, de froide qu'elle était devenue, ait pu reprendre un certain état de chaleur et de réaction.

Ces expériences prouvent :

les ai fait répéter plus de vingt fois peut-être dans mon laboratoire par mon aide-naturaliste, M. le docteur Philipeaux, dont la main habile et si exercée m'est aussi une garantie.

1° Que la *racine postérieure* est exclusivement et essentiellement *sensible ;*

Je dis *essentiellement*, car on a beau couper l'*antérieure*, la *postérieure* n'en reste pas moins *sensible ;*

2° Que la *racine antérieure* est essentiellement *motrice ;*

Essentiellement, car on a beau couper la *racine postérieure*, l'*antérieure* n'en reste pas moins *motrice*.

Et, au contraire, celle-ci (l'*antérieure*) n'est point essentiellement *sensible*, car si on coupe la *racine postérieure*, elle cesse aussitôt de l'être. Elle ne l'est donc point par elle-même, elle ne l'est que par l'autre, et si uniquement par l'autre que si, laissant cette autre (c'est-à-dire la *postérieure*) intacte, on la coupe elle-même, de ses deux bouts ce n'est que celui qui tient à l'autre (à la *postérieure*) qui reste *sensible*.

Un dernier effort restait à faire, et M. Magendie l'a fait.

La *sensibilité* de la *racine antérieure* lui revient, lui afflue de la *racine postérieure*, mais par où, mais par quel chemin? quelle est la route qu'elle suit pour cela? Ce retour se fait-il immédiatement dès l'*association*, dès la *réunion* des deux *racines?* Se fait-il plus loin?

« C'est un fait constant, dit M. Magendie, « que l'abolition de la sensibilité de la ra- « cine antérieure par l'effet de la section « de la racine postérieure.... Arrivons « maintenant à l'expérience qui consiste « à couper le nerf au delà de la jonc- « tion des racines, en laissant celles-ci in- « tactes....

« J'isole le tronc d'une paire rachidienne « à six lignes à peu près du ganglion... « Vous voyez de la manière la plus mani- « feste que les racines de ce nerf sont sen- « sibles ; je les saisis l'une après l'autre, et

« l'animal paraît sentir presque aussi vive-« ment quand j'irrite la racine antérieure « que quand j'irrite la postérieure. Mainte-« nant, je coupe le tronc du nerf à quatre « lignes environ de la jonction des racines. « Examinons si celles-ci sont restées sen-« sibles.

« Je pince la racine postérieure, la sen-« sibilité est la même; elle n'est ni diminuée « ni augmentée.

« Je pince la racine antérieure, cette « racine, au contraire, n'est plus du tout « sensible.....

« J'en conclus que la sensibilité fournie « par la racine postérieure à l'antérieure « se transmet dans un point plus éloigné « encore que celui sur lequel nous avons « opéré. Il faudra que j'essaye de détermi-« ner, par de nouvelles recherches, l'en-« droit du nerf où ces phénomènes se pas-« sent. Serait-ce à l'extrémité même des « divisions nerveuses, et les filets de ter-

« minaison s'aboucheraient-ils les uns dans « les autres[1] ?..... »

J'ai répété aussi cette expérience, et bien des fois. Le résultat en est certain.

La section des deux *racines*, immédiatement après leur jonction, abolit la *sensibilité* de la *racine antérieure*, tout comme l'abolit la section de la *racine postérieure* elle-même.

C'est donc par l'*abouchement* des deux nerfs, le *moteur* et le *sensible*, que se fait le *retour* de la sensibilité de l'une des *racines* à l'autre, de la *postérieure* à l'*antérieure*.

Le *système nerveux* est un système clos et fermé comme le *système sanguin*. Dans celui-ci, les *artères* se continuent avec les *veines;* dans celui-là, les *filets moteurs* avec les *filets sensibles*.

[1] *Leçons sur le système nerveux*, etc., t. II, p. 344.

VI

EXPÉRIENCES SUR LA CINQUIÈME ET LA SEPTIÈME PAIRE.

§ 1. — Expériences sur la cinquième paire.

Une des plus belles expériences de M. Magendie est celle qu'il a faite sur la *cinquième* paire.

M. Bell avait déjà fait cette expérience, mais par un autre procédé. Il s'était contenté de couper les nerfs sous-orbitaire, frontal et mentonnier, à la sortie du canal dont ils portent le nom.

M. Magendie est le premier qui ait coupé la *cinquième* paire dans le crâne.

« Le nerf qui préside à la sensibilité de « toute la face est, dit-il, le nerf de la cin-

« quième paire. Vous allez voir qu'en le « coupant dans le crâne on abolit non-seu- « lement la sensibilité tactile de la peau et « des parties molles, mais même la sensi- « bilité spéciale des sens, dans tout le côté « de la face correspondant à la section. « Ainsi, la vision, l'odorat, l'ouïe, le goût, « seront perdus, par cela seul que la cin- « quième paire aura été coupée ; et cepen- « dant les nerfs que l'on s'accorde à regar- « der comme présidant à l'exercice de « chacun de ces sens n'auront subi au- « cune atteinte[1]. »

Voilà ce qu'il dit d'abord. Il a dit plus exactement ensuite : « La section de la cin- « quième paire agit sur la nutrition de « l'organe de l'odorat comme sur celle de « l'œil. Ce sont des désordres consécutifs[2]. »

La section de la *cinquième* paire se borne,

[1] *Leçons sur le système nerveux*, t. II, p. 27.
[2] *Ibid.*, p. 43.

en effet, à détruire immédiatement, directement, la *sensibilité tactile*. Elle ne détruit la *vision*, l'*odorat*, l'*ouïe*, que par des *désordres consécutifs*.

M. Magendie l'a reconnu lui-même pour ce qui est de la vision ou de la sensibilité de la rétine.

« Je coupai le nerf optique à son entrée « dans l'œil : si le nerf de la cinquième « paire ou tout autre pouvait sentir la lu- « mière, la section que j'avais faite ne de- « vait pas s'y opposer. Mais il en fut autre- « ment : la vue fut complétement abolie, « ainsi que toute sensibilité pour la lumière « la plus forte, même celle du soleil con- « centrée au moyen d'une loupe.

« Je voulus soumettre à cette dernière « épreuve un animal dont la cinquième « paire seule était coupée; je reconnus ai- « sément qu'en faisant brusquement pas- « ser l'œil de l'ombre à la lumière directe « du soleil, il y avait impression, car les

« paupières se fermaient. Toute sensibilité « n'est donc pas perdue dans la rétine par « la section de la cinquième paire, mais il « n'en reste qu'une faible partie[1]... »

Voilà M. Magendie arrivé à l'idée juste pour la *vision*. Il y serait arrivé de même pour l'*audition* et pour l'*olfaction*, s'il eût fait, sur les nerfs *acoustique* et *olfactif*, l'expérience qu'il a faite sur le *nerf optique*.

§ 2. — Expériences sur la septième paire.

On savait, par les belles expériences de M. Bell, que la *sensibilité* de la face lui vient de la cinquième paire, et le *mouvement respiratoire* de la septième. Averti par une expérience très-fine de M. Eschricht, le célèbre physiologiste de Copen-

[1] *Précis élémentaire de physiologie*, t. I, p. 100.

hague[1], M. Magendie s'est attaché à déterminer l'action de la cinquième paire sur la septième.

On peut suivre dans ses *Leçons*, et leçon par leçon, les progrès par lesquels il passe de l'idée d'une *sensibilité* de *retour*, ou par *anastomose nerveuse*, à l'idée de simple *association* de filets d'une paire avec ceux de l'autre.

« La sensibilité du nerf facial lui est apportée par ses anastomoses avec la cinquième paire[2]. »

« Cette expression d'*anastomose* cessera « de représenter une idée juste si, par « anastomose, on entend la fusion de deux « nerfs en un seul. Non, il n'y a pas dans « ce cas fusion véritable. J'avais cru le con- « traire jusqu'ici...; mais mes dernières « expériences me forcent à modifier ma « manière de voir... Les rameaux de la

[1] Voyez *Journal de physiologie*, t. VII, p. 228 et 339.
[2] *Leçons sur le système nerveux*, t. II, p. 166.

« cinquième paire et de la septième, qui « se sont réunis, ont *associé* leurs filets de « manière à ce que chaque filet conservât « les propriétés respectives du nerf dont il « émane. Ainsi les filets de la cinquième « paire resteront filets sensitifs, les filets « de la septième paire resteront filets mo- « teurs. Le tronc qu'ils constitueront par « leur association sera un tronc composé « de filets moteurs et de filets sensitifs, et « non d'un seul ordre de filets qui seraient « sensitifs et moteurs tout à la fois. Coupez « le nerf de la cinquième paire, il ne reste « plus que des filets moteurs, et toute sen- « sibilité disparaît... Si donc je me sers « encore indistinctement des mots *associa-* « *tion*, *anastomose*, vous saurez quelle signi- « fication je leur donne[1].

« Nous savons maintenant ce qu'il faut « entendre par anastomose entre un nerf

[1] *Leçons sur le système nerveux*, t. II, p. 185.

« de sensibilité et un nerf de mouvement. « Les filets sensitifs s'associent aux filets « moteurs, et partout où les premiers exis- « tent, vous rencontrez de la sensibilité. « L'association de deux nerfs ne confond « pourtant pas leurs propriétés : celles-ci « s'exercent conjointement dans le même « tronc nerveux, mais elles restent indé- « pendantes, puisque nous les pouvons « isoler[1].

« La septième paire reçoit de la cin- « quième, non pas de la sensibilité, mais « des filets sensibles. Ses propres filets « forment un nerf exclusivement mo- « teur[2]. »

[1] *Leçons sur le système nerveux*, t. II, p. 191.
[2] *Ibid.*, p. 209.

VII

LIQUIDE CÉRÉBRO-SPINAL.

Dès 1825, M. Magendie avait lu à l'Académie un mémoire sur ce *liquide;* il en lut un second en 1826, un troisième en 1828. Bien avant M. Magendie, en 1769, un célèbre médecin d'Italie, Cotugno, avait connu et décrit ce liquide.

Toutefois, ce qu'en avait dit Cotugno était tout à fait oublié, lorsque M. Magendie le rappela à l'attention des physiologistes.

Ce que l'auteur italien n'avait pas vu, ou n'avait qu'incomplétement vu, et que M. Magendie a mis hors de doute, c'est :

1° Que ce liquide existe à tout âge;

2° A l'état normal comme à l'état de maladie;

3° Qu'il est placé, non pas dans la cavité de l'arachnoïde, mais sous cette membrane, autour de l'encéphale et de la moelle ;

4° Que la pie-mère en est l'organe sécréteur.

Et 5° qu'il est un point particulier, nommé par M. Magendie l'*entrée des ventricules*, par où le liquide pénètre de l'extérieur du cerveau dans les cavités, dans les *ventricules*, dans les *conduits* de cet organe.

« N'est-il pas remarquable, » dit à cette occasion M. Magendie, « que les parties du « cerveau, nommés par les anciens anato- « mistes : *valvule*, *aqueduc*, *pont*, aient pré- « cisément les usages que leur nom indi- « que? La *valvule* de Vieussens, ou la grande « *valvule* du cerveau, remplit, à n'en point « douter, les fonctions de *soupape*, puis- « qu'elle s'oppose à la sortie du liquide qui « traverse ou qui remplit le quatrième ven- « tricule. Jamais partie mérita-t-elle mieux

« son nom que l'*aqueduc* de Sylvius, puis-
« que, d'après les expériences que j'ai rap-
« portées, ce canal transporte tantôt l'eau
« des ventricules vers l'épine, et tantôt de
« l'épine vers la tête? Enfin, ce qu'on ap-
« pelle le *pont* est, en effet, une grande ar-
« cade médullaire, renversée et placée au-
« dessous des courants du liquide qui tra-
« verse l'*aqueduc*[1]. »

Je viens de dire que Cotugno avait connu et décrit ce *liquide*[2]. Il n'a point été le seul.

Un grand anatomiste de nos jours, Sœmmerring, plaçait dans le *liquide* des *ventricules du cerveau* le *siége de l'âme*.

« Peculiare organum sensorii commu-
« nis si ponere fas est, vel si propria sedes
« sensorio communi in cerebro est, haud
« sine veri quadam specie hoc in humore
« quæri debet[3].

[1] *Journal de physiologie*, t. VII, p. 29.
[2] *Dissertatio de Ischiade nervosâ*, Rotterdam, 1769.
[3] *De corporis humani fabricâ*, t. IV, p. 69, 1798.

Un siècle avant Sœmmerring, un autre grand anatomiste, Vieussens, donne à la production médullaire, qu'il a découverte, le nom de *valvule*. Pourquoi? Il nous le dit lui-même; c'est parce qu'il y voit une digue opposée au *liquide* des ventricules.

« ... Ex quibus eam quarti ventriculi ca-
« vitatis anticæ parti instratam esse, et
« *aquæ emissarium* circà posteriora occlu-
« dere intelligitur; proindèque illam *val-*
« *vulæ* vices gerere asserimus[1]. »

Voilà pour la *valvule;* voici pour l'*aque-duc :*

« Ubi nates et testes, glandulâ pineali è
« propriâ sede dimotâ, ab invicem didu-
« cuntur, sub-albo-cinereæ substantiæ, per
« quam partes istæ anteà conjunctæ erant
« subjectus detegitur ductus unus, tertio
« scilicet et quarto cerebri ventriculo inter-
« jectus : qui cùm *aquosos humores* è glan-

[1] *Nevrographia universalis*, p. 76, 1684.

« dulis choroïdæis anteriorum ventricu-
« lorum plexibus intersertis exsudantes, et
« anum subeuntes excipiat, ac deinceps ad
« tertium ventriculum transmittat, non abs
« re forsan *aquæ emissarium* nominabitur[1]. »

Enfin, il n'est pas jusqu'au mot de *pont* auquel Vieussens ne donne le même sens (de *nomenclature hydraulique*) que M. Magendie.

« Supernam autem hujusce *aquæ emissa-*
« *rii* partem, cujus interior superficies sub-
« cinerea apparet, pontem, ni fallimur,
« Varolius nominavit[2]. »

Cependant je crois ici que nos deux auteurs s'écartent un peu du sens de Varole.

Varole donne à la *protubérance* le nom de *pont*, parce que, dans la situation renversée où il étudie le cerveau, il voit « la « moelle épinière se porter sous la protu- « bérance comme un canal. »

« Ego certè quùm videam sub hoc pro-

[1] *Nevrographia universalis*, p. 73.
[2] *Ibid.*

« cessu transversali spinalem medullam « ferri, eo modo quo canaliculus quidam « fluens sub aliquo ponte fertur, clarioris « doctrinæ gratiâ appellarem pontem cere- « belli[1]. »

Je reviens au liquide *cérébral*. Entre les auteurs qui l'ont connu, j'ai cité Vieussens et Sœmmerring. Ces deux-là me dispensent d'en citer une foule d'autres.

Quant au liquide *spinal*, tous ceux qui ont mis la moelle épinière, et surtout la moelle allongée, à nu, n'ont pu faire cela sans le voir. Tous les expérimentateurs l'ont vu.

Mais pourquoi dis-je tout ceci? Est-ce pour diminuer le mérite de M. Magendie? A Dieu ne plaise!

Tout sert un homme d'esprit. Ici le défaut d'érudition a servi M. Magendie. S'il n'eût pas cru avoir fait une découverte, il

[1] *De nervis opticis*, etc., p. 130, 1591.

n'aurait pas étudié le liquide *cérébro-spinal* avec le soin qu'il y a mis; nous ne l'aurions peut-être jamais connu aussi bien que nous le connaissons aujourd'hui, et au renom de notre physiologiste s'attacherait un titre de moins.

NOTES

NOTES

Page 2. — ... *Son père originaire du Béarn...*

Antoine Magendie, né à Pontacq, mort à Paris en 1813.

Page 2. — ... *Une maladie aiguë lui enleva sa mère...*

Marie-Victoire de Peray-Delaunay, née à Paris.

Page 5. — *Le Journal des Hommes libres...*

Numéro du 5 germinal, an VI.

Page 5. — ... *Le fils du citoyen Magendie, électeur...*

Électeur, maire du dixième arrondissement, membre de l'Administration des hôpitaux, etc.

Page 7. — ... *Se transforma en un professeur d'anatomie...*

C'est vers cette époque que se forma sa liaison intime avec M. le docteur Ferrus, qui a porté, dans l'étude des *maladies de l'esprit* et de ce qu'on pourrait appeler la *thérapeutique du crime*, un esprit si fin et des vues si justes.

Page 7. — ... *A l'étude fut consacrée la part la plus large.*

Aux études médicales il joignit des études littéraires. Bien qu'il eût été élevé à une époque où l'on ne jurait que par Athènes et par Rome, où costume, mœurs, principes, tout était emprunté de ces deux républiques, cependant on ne lui avait rien appris des langues anciennes. Il ignorait grec et latin. Il voulut réparer cette lacune, et il en trouva le moyen dans les cours de M. Lemare, cours excellents qui furent suivis par quelques-uns de ses contemporains les plus distingués. Il s'est félicité toute sa vie d'avoir eu ce courage.

Page 7. — ... *La joie et la ressource de sa jeunesse.*

Il se fit par là un talent qui lui resta propre, celui d'enseigner incontinent tout ce qu'il apprenait, et au moment où il l'apprenait. Ceci lui donna un cachet qu'il conserva toute sa vie, et qui plaisait à la jeunesse.

Page 12. — ... *Faire payer son acquisition à un Corps...*

Il fut reçu docteur en médecine en 1808.

Page 14. — ... *Cette découverte fut une catastrophe pour nos vieilles Facultés...*

Voyez mon livre intitulé : *Histoire de la découverte de la circulation du sang*. Paris, 1857 (seconde édition).

Page 15. — ... *La belle découverte de Pecquet put à peine sauver son nom de l'oubli.*

L'éloge de Pecquet n'a point été fait à notre

Académie ; Astruc le nomme à peine dans son *Histoire de la Faculté de médecine de Montpellier*, et je n'ai pu trouver nulle part la date de sa naissance.

Condorcet, dans sa *Liste des membres de l'ancienne Académie*, se borne à dire : « Il fit dans sa « jeunesse, étant à Montpellier, la découverte « du canal thoracique et du réservoir du chyle. »

Pecquet ne fit pas la découverte du *canal thoracique*, faite près d'un siècle auparavant par Eustachi. Il fit celle du *réservoir du chyle*. Il ramena, et ceci était le point capital, tous les vaisseaux *lactés* ou *chylifères* (qu'Aselli, qui les avait découverts, croyait encore aller au *foie*) à ce *réservoir*, et par ce réservoir au *canal thoracique*, et par le canal thoracique au cœur, changeant ainsi toutes les idées reçues sur le *cours du chyle* (voyez mon *Histoire de la découverte de la circulation du sang*).

Sprengel dit très-bien : « Certainement la dé- « couverte de Pecquet ne brille pas moins dans « l'histoire de notre art, que la vérité démon- « trée pour la première fois par Harvey » (*Histoire de la médecine*, t. IV, p. 208, traduction française).

Voilà le vrai : la découverte de Pecquet ne le cède, en physiologie, qu'à celle d'Harvey.

Page 15. — ... *Alla se réfugier dans une université allemande....*

A Gœttingue.

Page 15. — ... *C'est là que sous l'inspiration d'Haller.*

L'analyse expérimentale des forces vitales commence par les deux beaux mémoires d'Haller sur la *sensibilité* et sur l'*irritabilité* (voyez mon livre intitulé : *De la Vie et de l'Intelligence*, seconde partie, p. 69 et suivantes).

Page 15. — *Bichat mit en langage technique les idées de Buffon.*

Voyez, sur le parti que Bichat a tiré de Buffon, mon livre intitulé : *De la Vie et de l'Intelligence*, seconde partie, p. 17 et suivantes.

Page 16. — *L'un de ses condisciples, Le Gallois,...*

précurseur modeste des études modernes sur le système nerveux.

Voyez le livre de Le Gallois, intitulé : *Expériences sur le principe de la vie, notamment sur celui des mouvements du cœur, et sur le siége de ce principe.* Paris, 1812.

C'est de ce livre, travail consciencieux et profond, que date, en France, l'étude physiologique du système nerveux.

Page 17. — *Ce fut par une critique que M. Magendie commença à se faire connaître.*

Voyez son mémoire intitulé : *Quelques idées générales sur les phénomènes particuliers aux corps vivants* (*Bulletin des Sciences médicales*, année 1809, p. 145 et suivantes).

M. Bernard, disciple illustre et aimé de M. Magendie, a très-bien résumé le sens de ce petit écrit, qui n'est, au fond, qu'une critique des *propriétés vitales* de Bichat.

« Pourquoi donc, disait M. Magendie, à pro-
« pos de chaque phénomène des corps vivants,
« inventer une force vitale particulière et spé-

« ciale? Ne pourrait-on pas se contenter d'une « seule force qu'on nommerait *force vitale* d'une « manière générale, en admettant qu'elle donne « lieu à des phénomènes différents suivant la « structure des organes et des tissus qui fonc- « tionnent sous son influence? Mais cette fonc- « tion vitale unique n'est-elle pas encore trop ? « N'est-ce pas là une simple hypothèse, puisque « nous ne pouvons pas la saisir? Il serait plus « avantageux que la physiologie commençât seu- « lement à l'instant où les phénomènes des corps « vivants deviennent appréciables à nos sens. » (*Notice sur M. Magendie: Leçon d'ouverture du cours de Médecine au Collége de France*, 1856, p. 7.)

Page 18. — *Par une expérience hardie, M. Magendie supprime les vaisseaux lymphatiques...*

« M. Delille et moi nous séparâmes du corps « la cuisse d'un chien assoupi précédemment par « l'opium; nous laissâmes seulement intactes « l'artère et la veine crurales, qui conservaient « la communication entre la cuisse et le tronc.

« Ces deux vaisseaux furent disséqués avec le « plus grand soin ;.... leur tunique cellulaire « fut enlevée, dans la crainte qu'elle ne recélât « quelques vaisseaux lymphatiques. Deux grains « d'un poison très-subtil (l'*upas-tieuté*) furent « alors enfoncés dans la patte : les effets de ce « poison furent tout aussi prompts et aussi in- « tenses que si la cuisse n'eût point été séparée « du corps.

« On pouvait objecter que, malgré toutes les « précautions prises, les parois de l'artère et de « la veine crurales contenaient encore des lym- « phatiques, et que ces vaisseaux suffisaient « pour donner passage au poison.

« Pour lever cette difficulté, je répétai sur « un autre chien l'expérience précédente, avec « cette modification que j'introduisis dans l'ar- « tère crurale un petit tuyau de plume, sur le- « quel je fixai ce vaisseau par deux ligatures ; « l'artère fut ensuite coupée circulairement en- « tre les deux ligatures ; j'en fis autant pour la « veine crurale : par là il n'y eut plus de com- « munication entre la cuisse et le reste du corps, « si ce n'est par le sang artériel qui arrivait à la

« cuisse, et le veineux qui retournait au tronc. « Le poison, introduit ensuite dans la patte, pro« duisit ses effets dans le temps ordinaire, c'est« à-dire au bout d'environ quatre minutes. » (Magendie, *Précis élémentaire de Physiologie*, tome II, page 265, troisième édition).

Page 19. — *M. Magendie prouva, par une expérience décisive...*

« On a cru longtemps que le vomissement dé« pendait de la contraction brusque et convul« sive de l'estomac; mais j'ai fait voir que ce « viscère y était à peu près passif, et que les vé« ritables agents du vomissement étaient, d'une « part, le diaphragme, et, de l'autre, les muscles « larges de l'abdomen; je suis même parvenu à « le produire en substituant à l'estomac, sur un « chien vivant, une vessie de cochon, que je rem« plissais ensuite d'un liquide coloré. » (Magendie, *Précis élémentaire de Physiologie,* tome II, page 154.)

Page 19. — *Parmi de nombreux travaux...*

On trouvera, ci-après, la *Liste* de ces travaux.

Mais je crois devoir placer ici un exposé sommaire des principaux, de ceux du moins dont il n'a point été parlé dans l'*Éloge*.

Mémoire sur l'usage de l'épiglotte dans la déglutition. 1813.

Des expériences de ce Mémoire, l'auteur conclut : 1° que l'épiglotte n'est point indispensable à l'intégrité de la déglutition ; et 2° que c'est surtout le mouvement par lequel la glotte se ferme qui garantit le larynx, lors du passage des aliments avalés.

Mémoire sur les images qui se forment au fond de l'œil et sur un moyen très-simple de les apercevoir. 1813.

Ce moyen consiste à se servir, pour l'examen des images qui se forment au fond de l'œil, d'yeux d'animaux albinos (lapins, pigeons, etc.), dont la sclérotique est transparente.

De l'influence de l'émétique sur l'homme et les animaux. 1813.

Mémoire sur l'œsophage et ses fonctions. 1813.

Mémoire sur la déglutition de l'air atmosphérique. 1813.

Ces trois derniers Mémoires complètent le *Mémoire* sur le *vomissement*.

Mémoire sur les propriétés nutritives des substances qui ne contiennent pas d'azote. 1816.

Le résultat de ce travail est que les substances qui ne contiennent pas d'azote (*sucre*, *gomme*, etc.) sont impropres à la nutrition.

En effet, bien que les animaux soumis à l'expérience aient de ces substances à discrétion, et même qu'ils en mangent beaucoup, ils n'en périssent pas moins tous d'*inanition* au bout de quelques jours.

Il y a plus, c'est que, quels que soient les aliments employés, azotés ou non, il est nécessaire de les varier.

« Un lapin et un cochon d'Inde, nourris avec « une seule substance, telle que froment, avoine, « orge, choux, carottes, etc., meurent, dit « M. Magendie, avec toutes les apparences de « l'inanition, ordinairement dès la première

« quinzaine, et quelquefois beaucoup plus tôt. « Nourris avec les mêmes substances données « concurremment, ou successivement à de petits « intervalles, ces animaux vivent et se portent « très-bien. La conséquence la plus générale et « la plus essentielle à déduire de ces faits, c'est « que la diversité des aliments est une règle « d'hygiène très-importante... » (*Précis élémentaire de physiologie*, t. II, p. 504 et 505.)

Recherches physiologiques et médicales sur les symptômes et le traitement de la gravelle. 1818.

« Les personnes atteintes de la *goutte* et de la « *gravelle*, dit M. Magendie, sont ordinairement « de grands mangeurs de viande, de poisson, de « fromage et autres substances abondantes en « azote. La plupart des graviers, une partie des « calculs urinaires, les tophus arthritiques, sont « formés par l'acide urique, principe qui contient « beaucoup d'azote. En diminuant dans le régime « la proportion des aliments azotés, on parvient « à prévenir, et même à guérir la goutte et la

« gravelle. » (*Précis élémentaire de physiologie*, t. II, p. 503.)

Recherches physiques et physiologiques sur l'ipécacuana. 1816.

Le résultat de ces recherches, faites en commun avec M. Pelletier, fut la découverte du principe actif de l'ipécacuana ou *émétine*.

Page 20. — *M. Magendie prouva que les artères sont actives, mais par un mode propre.*

« Je conclus :

« 1° Que les artères, grosses et petites, ne présentent aucun indice d'*irritabilité*[1].

« Et 2° que la contraction du ventricule gauche « et l'*élasticité* des artères donnent une raison « mécanique suffisante du mouvement du sang « dans ces vaisseaux. » (Magendie, *Journal de Physiologie expérimentale*, tome I, p. 114.)

[1] Conclusion trop absolue. On sait aujourd'hui que les artères, surtout les petites, sont *irritables*. Cela n'empêche pas que leur *rôle* dans la circulation ne soit principalement dû, ainsi que le dit M. Magendie, à leur *élasticité*, à l'*élasticité* de leur *membrane moyenne*, de leur *tissu jaune*.

Longtemps après, dans une de ses meilleures *Leçons* au Collége de France, il est revenu sur ce rôle de l'*élasticité* des artères dans la circulation, et, cette fois-ci, avec un développement très-digne d'être remarqué.

« Le rôle joué par l'élasticité dans le grand acte « de la circulation est trop important pour que « je ne m'y arrête pas un instant.

« Le cœur, organe central qu'on peut comparer « à une pompe hydraulique, a pour objet de « pousser continuellement, mais par moments « alternatifs, du sang dans un système de tuyaux « qui va successivement en se subdivisant, et « qu'on appelle artères. Celles-ci se réduisent en « canaux extrêmement déliés, ce sont les vais- « seaux capillaires, pour aller s'aboucher dans « un autre système de tuyaux, les veines, qui « ramènent le sang de la périphérie au centre « commun d'où il est parti : tel est, en grand, le « phénomène de la circulation. On conçoit très- « bien que la contraction du ventricule gauche « soit assez énergique pour lancer le liquide dans « le système artériel ; mais son action retentit- « elle jusque dans les vaisseaux capillaires et

« veineux? Ce problème doit être aujourd'hui « résolu par l'affirmative [1].....

« Un premier phénomène est celui-ci : le cœur, « chaque fois qu'il se contracte, pousse dans le « système artériel une ondée de sang. Et, comme « chaque contraction est alternative, il en résulte « que le liquide doit être projeté par un jet sac- « cadé. Cette conséquence est rigoureuse ; voyez « pourtant ce qui se passe dans les vaisseaux où « il circule. Si vous ouvrez une artère près du « cœur, le jet s'échappe par saccades ; si le vais- « seau est loin du cœur, le jet est uniforme et « continu ; si enfin on ouvre une de ces petites « ramifications artérielles qui constituent le ré- « seau capillaire, le sang se répand uniformément « et en nappe. Comment se fait-il qu'une pression « alternative, comme celle de la contraction du « ventricule, puisse à la fin produire un écoule- « ment continu?..... Par quel procédé la nature « parvient-elle à ce résultat remarquable? par « l'élasticité des parois des vaisseaux artériels. « C'est moi, si je ne m'abuse, qui, le premier, ai

[1] Voyez, sur ce point, les travaux de M. Poiseuille, un des élèves dont M. Magendie aimait le plus à s'honorer.

« insisté sur cette explication toute mécanique, « la seule qui rende un compte exact de ce singu« lier phénomène. En effet, l'ondée de sang que « projette le ventricule dans l'aorte se fait sentir « dans toutes les artères dont elle distend les « parois ; l'impulsion cesse, mais le courant san« guin n'est point pour cela interrompu, car ces « parois reviennent sur elles-mêmes en vertu de « leurs propriétés élastiques, et exercent sur ce « liquide une compression énergique... » (*Leçons sur les phénomènes physiques de la vie*, t. I, p. 171-183.)

Page 20. — ... *Firent remarquer cette suite de recherches.*

En 1814, M. Magendie, qui avait déjà été appelé deux fois par la conscription, fut appelé de nouveau.

Cette fois, l'Académie intervint. Se fondant sur les espérances qu'il donnait, elle demanda son exemption, qui fut accordée par un décret spécial.

« Vous devez cette faveur, lui écrivait le

« ministre, aux succès que vous avez obtenus « dans les sciences. »

Page 21. — ... *Selon une expression heureuse de M. Cuvier.*

Dans la *Dédicace* de ses *Recherches sur les ossements fossiles.*

Page 23. — ... *Le prix de physiologie expérimentale était établi...*

La fondation de ce prix est de 1818.

Page 24. — ... *En* 1816, *M. Magendie avait fait paraître un Précis élémentaire de physiologie.*

La première édition est de 1816, la quatrième et dernière est de 1836.

Page 25. — ... *En* 1820, *il fonda un Journal de physiologie...*

Le premier volume est de 1821 ; le dernier de 1830.

Page 25. — ... *Au moyen desquelles il arrête, accélère ou éteint les forces de la vie.*

« J'étais dans le laboratoire de Wollaston,

« occupé à répéter devant cet illustre observateur « quelques-unes de mes expériences sur le sys- « tème nerveux. Il était surtout désireux de con- « stater par lui-même les effets de la section de la « cinquième paire... J'ouvris le sinus caverneux « ou l'artère carotide, et il se fit une hémorragie « abondante autour du cerveau. L'animal fut pris « aussitôt d'un tremblement convulsif, et il « tomba comme mort. Wollaston le regarda « comme tel, et me pria de répéter l'expérience « sur un autre. — J'aime mieux rappeler celui-ci « à la vie, lui dis-je, et, qui plus est, le faire « courir aussi loin que vous voudrez. Il crut que « je plaisantais..... Coupant alors un certain « point du cerveau, l'animal partit comme un « trait..... Wollaston, dont l'esprit, aussi judi- « cieux que sévère, était accoutumé à réfléchir, « fut vivement frappé de la certitude et de la « nouveauté de ces résultats. » (*Leçons sur le système nerveux*, t. I, p. 198.)

Page 27. — ... *S'attacha à l'étude du système nerveux.*

Son premier mémoire sur le système nerveux

(*fonctions distinctes des racines des nerfs*) est du 22 juillet 1822.

Page 27. — *Si nous admirons..., disait, il y a deux siècles, le grand anatomiste Stenon.*

Je rétablis ici le passage entier.

« Nous sommes assurés que partout où il y a « des fibres dans le corps, partout elles obser- « vent une certaine conduite entre elles. Si la « substance du cerveau est partout fibreuse, « comme en effet elle le paraît en plusieurs en- « droits, il faut que vous m'avouiez que la dispo- « sition de ces fibres doit être rangée avec un « grand art, puisque la diversité de tous nos « sentiments et de tous nos mouvements en dé- « pend. Nous admirons l'artifice des fibres dans « chaque muscle, combien le devons-nous admirer « davantage dans le cerveau où ces fibres, ren- « fermées dans un si petit espace, font chacune « leur opération sans confusion et sans désordre! »

Voyez l'écrit intitulé : *Discours sur l'anatomie du cerveau, lu par M. Stenon dans une assemblée chez M. Thévenot, en 1668.*

Page 28. — *Il blâme Hippocrate d'avoir confondu les nerfs avec les tendons...*

« Nervos Hippocrates tendones appellat. » (*De usu partium*, p. 210; édition des Junte, Venise, 1597.)

« Sed quod profundos dixit esse eorum dolo-« res, id ab accidentibus quæ plurimis nervis « eveniunt, sumptum est.» (*De loc. affect.*, p. 11.)

Page 29. — *Il blâme Aristote d'avoir pris le cœur pour l'origine des nerfs...*

« Aristoteles è corde nervos exoriri asserit..... « Judicari à te nervus debet, o bone Aristoteles ! « non ex corporis specie, sicut à plerisque è « vulgo et inexercitatis in disputando solet, sed « operatione et usu. » (*De Decret.*, page 233.)

Page 29. — *Galien a, le premier, séparé nettement les nerfs des tendons...*

« Nervi putantur ab ignaris ligamenta et ten-« dones. » (*De Method. medend.*, page 38.)

Page 29. — *Il a, le premier, vu la vraie origine des nerfs...*

« Propriè appellantur *Nervi*, qui à cerebro ac

« medulla spinali oriuntur. » (*De usu partium*, page 210.)

Page 29. — *Il a, le premier, posé le problème de la perte distincte du sentiment et du mouvement...*

« Ubi verò pars aliqua convulsa est, nervum, « qui ejus motioni deputatus est, aut musculum, « affici necesse est. Igitur, si ex anatome nervo- « rum ad singulas partes venientium principia « didiceris, meliùs earum et sensum et motum « deperditum curabis. Verùm hæc indeterminata « relicta sunt et Herophilo et Eudemo, qui primi « post Hippocratem nervorum anatomen accuratè « scribentes, non mediocrem medicis dubitandi « occasionem præbuerunt, quo pacto per nervo- « rum resolutionem interdùm sensus duntaxat, « interdùm motus, nonnumquam simul ambo « pereant. Itaque nervorum resolutio potissimùm « dicitur ubi motus deperditus est; ubi verò par- « tium aliquarum sensus periit, eam partem « sensûs expertem esse, resolutam verò, non « adeò dicere consuevimus, quamquam sint non- « nulli qui hanc affectionem sensûs resolutio-

« nem vocitant. Nos vero semper hortamur ut « cuique quidem nominibus pro arbitrio uti « liceat... Primo autem quod nervi per universæ « manus cutem dispersi, quibus sentiendi ad ip-« sam facultas defertur, proprias quasdam ha-« beant radices, quodque nervorum musculos « moventium sunt aliæ, medici ignorant. » (*De loc. affect.*, page 21.)

Page 34. — ... *Était entré à l'Institut en* 1821.

Le 19 novembre.

Page 35. — ... *Ses confrères les praticiens l'avaient admis dans leur Académie, dès sa fondation.*

En 1819.

Page 35. — ... *Furent de véritables études.*

Voyez, à la suite de ces Notes, la *Liste* de ses travaux.

Page 41. — ... *De la Salpêtrière...*

Il en fut nommé médecin suppléant en 1826.

Page 41. — ... *A l'Hôtel-Dieu en* 1830.

Où il resta jusqu'en novembre 1845.

Page 43. — ... *En deux ouvrages séparés...*

Voyez, ci-après, la *Liste* de ses travaux.

Page 43. — *M. Magendie exagère, à son tour, le rôle des propriétés physiques.*

Un des points sur lesquels il s'est laissé le plus aller à l'exagération en ce genre est celui qui concerne l'*absorption*, qu'il réduit à l'*imbibition;* mais, ici même, ce qu'il a eu d'excessif est plus dans les paroles que dans le fond de l'idée.

Il appelle l'*absorption un phénomène tout physique.* En quoi il se trompe; il n'y a qu'une chose purement *physique*, savoir l'*imbibition*.

Il dit très-bien : : « ..... Maintenant chacun « sait que toute substance acide ou alcaline, utile « ou délétère, est absorbée aussitôt qu'elle est « mise en contact avec nos tissus. Il n'y a donc là « qu'un phénomène d'imbibition, et tout ce qu'on « a dit de l'intelligence des pores n'est qu'un ro- « man aujourd'hui suranné. » (*Leç. sur les phénomèn. physiq. de la vie*, t. I, p. 14.)

Ce qu'il ajoute, touchant le rôle différent des *veines* et des *vaisseaux lymphatiques* dans l'*absorption*, est encore très-juste.

« Nul doute que les vaisseaux lymphatiques ne « puissent absorber, puisque leurs parois, comme « celles des veines, sont poreuses et susceptibles « d'être imbibées par les liquides avec lesquels « elles se trouvent en contact. Rappelez-vous « maintenant la division que nous avons établie « dans le mécanisme de l'absorption. Nous y « voyons deux phénomènes entièrement dis- « tincts : d'une part, imbibition locale du liquide, « d'une autre part, transport du liquide imbibé « dans le torrent de la circulation. La première « propriété est commune aux deux ordres de « vaisseaux; mais, quant à la seconde, trouvons- « nous réunies dans chacun les conditions néces- « saires pour qu'elle puisse s'effectuer? Je me « suis assuré que, dans la plupart des circon- « stances, les vaisseaux lymphatiques ne sont « point remplis de liquide, ni traversés par un « courant intérieur; aussi, le plus souvent ils ne « sont pas, ils ne peuvent être agents de l'absorp- « tion. Les veines, au contraire, chargées de rap-

« porter sans cesse le sang de la périphérie au « centre, doivent, à juste titre, être considérées « comme les voies habituelles par lesquelles les « liquides sont absorbés. » (*Ibid.*, t. I, p. 25.)

Page 44. — ... *Car il n'était d'aucune...*

Il est très-vrai qu'il aurait voulu tout expliquer par les *forces physiques*, s'il l'eût pu ; mais il distinguait très-bien, dans l'organisme vivant, le *physique* du *vital*. Et qui pourrait les confondre? Tout l'art est de les séparer.

« Commencez toujours, dit-il, par analyser les « phénomènes, par isoler ce qui est physique de « ce qui est vital. » (*Leçons sur le système nerveux*, t. I, p. 4.)

« Je distingue, dans la vitalité, deux grandes « classes de phénomènes : l'une comprend les « *phénomènes physiques*, l'autre les *phénomènes* « *vitaux*. » (*Leç. sur les phén. phys. de la vie*, t. II, p. 14.)

« Loin de moi, dit-il encore, d'exagérer l'im- « portance des explications physiques..... Ainsi, « pourquoi, sous l'influence d'une émotion mo- « rale plus ou moins vive, voit-on la face rougir

« ou pâlir?..... Il y a là quelque chose de parti-
« culier, quelque chose qui n'est pas du domaine
« de la physique. » (*Ibid.*, t. I, p. 202.)

Il dit ailleurs :

« Chercher à expliquer un phénomène physi-
« que par les lois vitales, uniquement parce que
« ce phénomène se passe dans un corps vivant,
« c'est une idée aussi déraisonnable que de parler
« vitalité à propos d'un corps inorganique. »
(*Leç. sur le syst. nerv.*, t. I, p. 3.)

Enfin, sa conclusion là-dessus est que :

« Les lois physiques ne perdent rien de leur
« empire pour s'exercer dans les corps organisés.
« — Les observateurs seuls ont manqué, pour
« les suivre dans ce monde vivant, ce microcosme
« des anciens. Chaque fonction, chaque organe
« nous en fournirait facilement la preuve, et ne
« se montre-t-elle pas d'elle-même dans les sens,
« les mouvements, la voix, la circulation du
« sang, etc.? » (*Leç. sur les phén. phys. de la vie*,
t. I, p. 310.)

Page 45. — *A dit le philosophe...*

BACON.

Page 49. — *Lui demandait-on, à son retour.*

Il avait été accompagné, dans ce voyage, par M. Natalis Guillot, aujourd'hui l'un des professeurs les plus distingués de notre Faculté.

M. Magendie est mort le 7 octobre 1855.

CHARLES BELL.

Charles Bell, né en 1774, mort en 1842, était le quatrième fils d'un pauvre ministre presbytérien du comté de Menteath (Écosse).

Le second de ses frères, John Bell, devenu professeur de chirurgie à l'université d'Édimbourg, l'appela près de lui, l'initia aux études anatomiques et à l'enseignement. A trente ans, Charles Bell, dont l'extrême susceptibilité souffrait de cette dépendance, vint à Londres. Pendant longtemps il eut à subir la pauvreté et l'isolement. En 1805, il fit paraître son premier ouvrage, l'*Anatomie expressive*. En 1811, il imprima son *Esquisse d'une nouvelle anatomie du cerveau*. Le peu de succès qu'eut cet Écrit, distribué seulement à des amis et à quelques confrères, le jeta dans un profond découragement.

Nommé chirurgien de l'hôpital de Middlesex, il sembla ne plus se livrer qu'à l'enseignement et à la pratique. Cependant on trouve, dans une de ses lettres, ce passage : « Sous une apparence « d'oubli, je caresse toujours ma grande idée ; « elle m'occupe sans cesse. »

Quelques années plus tard, il écrit à son frère, après une lecture faite à la Société royale : « Je « puis enfin me convaincre que je ne suis pas « un visionnaire. Ma découverte me placera à « côté d'Harvey... Cette affaire des nerfs peut « rester encore longtemps avant de devenir ce « qu'elle doit être, mais mon ambition jouit de « l'idée que j'ai fait la plus grande découverte « qui ait jamais été faite en anatomie ; ..... et je « ne suis pas au terme. »

Les mémoires de Bell ont été recueillis par son beau-frère, John Shaw. L'ardente polémique, que soulevèrent les vues nouvelles qu'il introduisait dans la science, déplut à son humeur rêveuse et mélancolique, à son amour de la dignité personnelle. Il y resta étranger, et retourna dans son Écosse, presque dégoûté de l'ambition. « Mon cher ami, » lui disait le vieux professeur

Lynn, « vous ne changerez pas. Si vous devenez « vieux, vous serez le même enfant... avec des « béquilles. »

Poétique en tout, il écrivait dans son journal intime, à son départ de Londres : « Je me trouve « maintenant comme un oiseau dont le nid se- « rait dans le chapeau d'un écolier. »

Le séjour de la patrie ne changea rien à son humeur. Après avoir rempli à Édimbourg, pendant quelques années, la chaire qu'y avait occupée son frère, il fit un voyage sur le continent. L'Italie artistique obtint la plus grande part de son admiration.

A son retour, étant allé passer quelques jours à la campagne d'un de ses amis, dans les environs de Worcester, il y fut frappé de mort subite[1].

[1] Voyez, dans la *Revue britannique* (10 octobre 1845), une Notice, pleine d'intérêt, de M. Amédée Pichot sur Charles Bell.

LISTE CHRONOLOGIQUE

DES ÉCRITS DE M. MAGENDIE[1]

Sur les usages du voile du palais, et la fracture des côtes. Paris, 1808.

Quelques idées générales sur les phénomènes particuliers aux corps vivants (*Bulletin des sciences médicales* de la Société médicale d'émulation). Paris, 1809, p. 145.

Examen de l'action de quelques végétaux sur la moelle épinière (avec R. Delille). Paris, 1809. — Même travail (*Nouveau Bull. de la Soc. philomat.*, t. I, p. 368 à 405).

[1] Je tire cette *Liste* de la *Notice* de M. Bernard, déjà citée.

Mémoire sur les organes de l'absorption chez les mammifères. Paris, 1809 (*Journ. physiolog. expériment.* de Magendie, t. I, 1821).

Expériences pour servir à l'histoire de la transpiration pulmonaire (*Nouv. Bull. de la Soc. philomat.*, Paris, 1811, t. II).

Mémoire sur le vomissement; lu à l'Institut le 1er mars 1813. Suivi d'un rapport par MM. Cuvier, de Humboldt, Pinel et Percy. Paris, 1813.

Mémoire sur l'usage de l'épiglotte dans la déglutition, présenté à la 1re classe de l'Institut, le 22 mars 1813. Suivi du rapport fait à la classe par MM. Pinel et Percy, et d'un *Mémoire sur les images qui se forment au fond de l'œil*. Paris, 1813. — Le 2e Mémoire (*Journ. de médec.* de Leroux, t. XXVI, 1813).

Mémoire sur un moyen très-simple d'apercevoir les images qui se forment au fond de l'œil. Paris, 1813.

De l'influence de l'émétique sur l'homme et les animaux. Mémoire lu à la 1re classe de l'Institut de France, le 23 août 1813; et suivi du rapport fait à la classe par MM. Cuvier, de Humboldt, Pinel et Percy. Paris, 1813.

Mémoire sur l'œsophage. Paris, 1813. — Le même (*Journ. de méd.* de Leroux, t. XXXIV, 1815).

Mémoire sur la déglutition de l'air atmosphérique. Paris, 1816. — Le même avec rapport par Hallé et Pinel (*Journ. de méd.* de Leroux, t. XXXVI, 1816).

Mémoire sur les propriétés nutritives des substances qui ne contiennent pas d'azote. Paris, 1816. Rapport par Thenard et Hallé. — Le même (*Journ. de méd.* de Leroux, t. XXXVIII, 1817).

Précis élémentaire de physiologie. Paris, 1816, 2 vol. in-8. — 2e édition, 1825; 3e édition, 1833; 4e édition, 1836.

Mémoire sur l'action des artères dans la circulation; rapport fait à l'Institut (*Journ. de méd.* de Leroux. t. XL, 1817; et *Journ. de physiolog. expériment.* de Magendie, t. I).

Recherches physiologiques et médicales sur les causes, les symptômes et le traitement de la gravelle; avec quelques remarques sur la conduite et le régime que doivent suivre les personnes auxquelles on a extrait des calculs de la vessie. Paris, 1818. — 2e édition, 1828, in-8 avec 1 planche.

Recherches physiologiques et chimiques sur l'emploi

de l'acide prussique ou hydrocyanique dans le traitement des maladies de poitrine, et particulièrement dans celui de la phthisie pulmonaire; lu à l'Académie des sciences, le 17 novembre 1817. Paris, 1819.

Mémoire sur les vaisseaux lymphatiques des oiseaux. Paris, 1819 (*Journ. de physiol. expérim.* de Magendie, t. I).

Formulaire pour l'emploi et la préparation de plusieurs nouveaux médicaments, tels que la noix vomique, la morphine, l'acide prussique, la strychnine, la vératrine, les alcalis des quinquinas, l'iode, etc. Paris, 1er juillet 1821. — 2e édit., 1822; 3e édit., 1822; 4e édit., 1824; 5e édit., 1825; 6e édit., 1827; 7e édition avec le titre : Formulaire pour la préparation et l'emploi de plusieurs nouveaux médicaments, tels que la noix vomique, les sels de morphine, l'acide prussique, la strychnine, la vératrine, le sulfate de quinine, la cinchonine, l'émétine, l'iode, l'iodure de mercure, le cyanure de potassium, l'huile de croton tiglium, les sels d'or, les sels de platine, les chlorures de chaux et de soude, les bicarbonates alcalins, les préparations de phosphore, les pastilles digestives de Vichy, l'écorce de la racine de grenadier, etc. Paris, 1829, in-12.

Mémoire sur quelques découvertes récentes relatives aux fonctions du système nerveux; lu à la séance de l'Académie des sciences, le 2 juin 1823. Paris, 1823.

Mémoire physiologique sur le cerveau; lu à l'Académie, le 16 juin 1828. Paris, 1828.

Anatomie des systèmes nerveux des animaux à vertèbres, appliquée à la physiologie et à la zoologie, par A. Desmoulins. Ouvrage dont la partie physiologique est faite conjointement avec Fr. Magendie. Paris, 1825, 2 vol. in-8 et atlas in-4.

Journal de physiologie expérimentale, Paris, 1821-1831, 11 vol. in-8 avec planches.

Recherches sur la vie et la mort de Xav. Bichat, avec des additions par F. Magendie. Paris, 1822, in-8.

Traité des membranes en général et des diverses membranes en particulier, de Xav. Bichat, avec des annotations par F. Magendie. Paris, 1827, in-8.

Recherches chimiques et physiologiques sur l'ipécacuana, mémoire lu à l'Acad. des sciences, le 25 février 1819 (avec Pelletier) (*Journal univ. des sciences médic.*, t. IV, 1816).

Note sur les gaz intestinaux de l'homme (*Ann. de chim. et de phys.*, t. II, 1816).

Note sur les effets de la strychnine sur les animaux (*Ann. de chim. et de phys.*, t. XVI, 1819).

Note sur l'emploi de quelques sels de morphine comme médicament (*Nouv. Journ. de méd.*, t. I, 1818).

Réflexions sur un mémoire de M. A. Portal, relatif au vomissement (*Ibid.*, même année, t. I).

Mémoire sur le mécanisme de l'absorption chez les animaux à sang rouge et chaud, lu à l'Acad. des sciences en octobre 1820 (*Journ. de physiol. expériment.* de Magendie, t. I, 1821).

Note sur l'introduction des liquides visqueux dans les organes de la circulation et sur la formation du foie gras des oiseaux (*Ib.*, t. I).

Expérience sur la rage (*Ib.*, t. I).

Mémoire sur la structure du poumon de l'homme; sur les modifications qu'éprouve cette structure dans les divers âges, et sur la première origine de la phthisie pulmonaire (*Ib.*, t. I).

Considérations générales sur la circulation du sang. (*Ib.*, t. I).

De l'influence des mouvements de la poitrine et des efforts sur la circulation du sang (*Ib.*, t. I).

Sur l'entrée accidentelle de l'air dans les veines, sur la mort subite qui en est l'effet; sur les moyens de prévenir cet accident et d'y remédier (*Ib.*, t. I).

Sur un mouvement de la moelle épinière isochrone à la respiration (*Ib.*, t. I).

Sur les organes qui tendent ou relâchent la membrane du tympan, et la chaîne des osselets de l'ouïe, dans l'homme et les animaux mammifères (*Ib.*, *n*° 4, t. I).

Anatomie d'un chien cyclope et astome (*Ib.*, t. I).

Fièvre intermittente pernicieuse guérie par une faible dose de sulfate de quinine (*Journal de physiologie expérimentale* de Magendie, t. I).

Histoire d'une maladie singulière du système nerveux (*Ib.*, t. II).

Mémoire sur plusieurs organes propres aux oiseaux et aux reptiles, lu à l'Académie des sciences, 1819 (*Ib.*, t. II).

Note sur l'anatomie de la lamproie, lue à l'Académie des sciences, avec Desmoulins (*Ib.*, t. II).

Expériences sur les fonctions des racines des nerfs rachidiens (*Ib.*, t. II).

Remarques sur une fièvre muqueuse et adynamique observée par P. L. Dupré; avec quelques expériences sur les effets des substances en putréfaction (*Ib.*, t. III).

Note sur le siège du mouvement et du sentiment dans la moelle épinière (*Ib.*, t. III).

Remarques sur une destruction d'une grande partie de la moelle épinière, observée par Rullier (*Ib.*, t. III).

Note sur les fonctions des corps striés et des tubercules quadrijumeaux (*Ib.*, t. III).

Histoire d'un hydrophobe traité à l'Hôtel-Dieu de Paris, au moyen de l'injection de l'eau dans les veines (*Ib.*, t. III).

Le nerf olfactif est-il l'organe de l'odorat? Expériences sur cette question (*Ib.*, t. IV).

De l'influence de la cinquième paire de nerfs sur la nutrition et les fonctions de l'œil (*Ib.*, t. IV).

Mémoire sur les fonctions de quelques parties du système nerveux, lu à l'Académie des sciences, le 7 mars 1825 (*Ib.*, t. IV).

Mémoire sur le liquide qui se trouve dans le crâne et l'épine de l'homme et des animaux vertébrés, lu à l'Académie des sciences le 4 décembre 1825 (*Ib.*, t. V, 1825, et t. VII, 1827).

Sur deux nouvelles espèces de gravelles, mémoire lu à l'Académie des sciences, le 18 septembre 1826 (*Ib.*, t. VI).

Sur l'emploi du galvanisme dans le traitement de l'amaurose, mémoire lu à l'Académie des sciences, le 9 juin 1826 (*Bulletin des sc. médic.*, t. IX, 1826).

Notice sur l'heureuse application du galvanisme aux nerfs de l'œil, lue à l'Académie des sciences, le 19 juillet 1826 (*Arch. gén. de méd.*, t. II, 1826). — Réclamation (*Ib.*, t. XV, 1827).

Rapport, avec Duméril, *sur les maladies scrofuleuses traitées à l'hôpital Saint-Louis par M. Lugol* (*Arch. gén. de méd.* t. XXV, 1831).

Rapport à l'Académie des sciences sur le Mémoire de M. L. F. Emm. Rousseau : De l'emploi des feuilles de houx (*Ilex aquifolium*) dans les fièvres intermittentes. Paris, 1831, in-8.

Choléra-morbus de Sunderland (*Revue médicale française et étrangère*, 1832, t. I). Leçons faites au Collége de France.

Action exercée sur les animaux et sur l'homme malade par le nitro-sulfate d'ammoniaque (*Comptes rendus de l'Académie des sciences*, t. I, p. 86).

Communications relatives à une guérison obtenue par des courants électriques portés directement sur la corde du tympan; restitution des sens du goût et de l'ouïe abolis par suite d'une commotion cérébrale. Déductions tirées de ce fait quant à l'origine du nerf du tympan (*Ib.*, t. II, p. 447).

Note sur le traitement de certaines affections nerveuses par l'électro-puncture des nerfs (*Ib.*, t. V, p. 855).

Résultats de quelques nouvelles expériences sur les nerfs sensitifs et sur les nerfs moteurs (*Ib.*, t. VIII, p. 787 et 865).

Note sur la paralysie et la névralgie du visage (*Ib.*, t. VIII, p. 951).

Tableau contenant le résultat de recherches sur les variations de proportion de quelques-uns des éléments du sang dans certaines maladies (*Ib.*, t. XI, p. 161).

Communication relative à un cas de cow-pox, et à l'*inoculation de la matière des pustules sur plusieurs enfants* (*Ib.*, t. XVIII, p. 986).

Prend part comme président aux expériences de la commission d'hygiène sur l'*examen comparatif de la salive parotidienne et de la salive mixte du cheval* (*Ib.*, t. XXI, p. 902).

Note sur la présence normale du sucre dans le sang (*Ib.*, t. XXIII, p. 336).

Note sur la sensibilité récurrente (*Ib.*, t. XXIV, p. 1130).

De l'influence des nerfs rachidiens sur les mouvements du cœur (*Ib.*, t. XXV, p. 875, 926).

Rapport à l'Académie royale des sciences (avec M. Duméril), relatif aux planches anatomiques du corps humain par Antommarchi (*Revue encyclopédique*, 53e cahier, t. XVIII, mai 1823, in-8).

Leçons sur les phénomènes physiques de la vie, professées au Collége de France par M. Magendie, et publiées par M. Constantin James. Paris, 1835, 1836, 1837, 1838, 4 vol. in-8.

Leçons sur les fonctions et les maladies du système nerveux, professées au Collége de France. Paris, 1839, 2 vol. in-8.

Recherches physiologiques et cliniques sur le liquide céphalo-rachidien ou cérébro-spinal. Paris, 1842, in-4 avec 3 planches in-folio.

Leçons faites au Collége de France pendant le semestre d'hiver (1851-1852), recueillies et analysées par le docteur V. A. Fauconneau-Dufresne. Paris, 1852, in-8 (publiées dans l'*Union médicale*).

M. Magendie a fourni au *Dictionnaire de chirurgie et de médecine pratique* les articles Absorption, Abcès, Bégayement, Gravelle, etc.

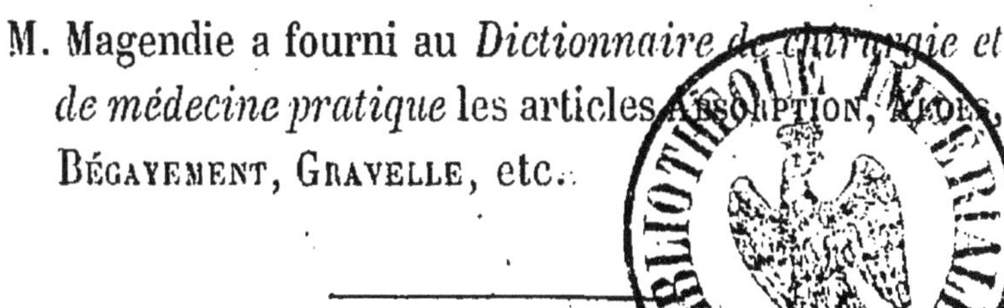

TABLE

EXTRAIT DU CATALOGUE

DE LA LIBRAIRIE

GARNIER FRÈRES

6, rue des Saints-Pères, et Palais-Royal, 215 bis.

DICTIONNAIRE NATIONAL

OUVRAGE ENTIÈREMENT TERMINÉ.

Monument élevé à la gloire de la Langue et des Lettres françaises.

Ce grand Dictionnaire classique de la Langue française contient, pour la première fois, outre les mots mis en circulation par la presse, et qui sont devenus une des propriétés de la parole, les noms de tous les Peuples anciens, modernes; de tous les Souverains de chaque Etat; des Institutions politiques; des Assemblées délibérantes; des Ordres monastiques, militaires; des Sectes religieuses, politiques, philosophiques; des grands Evénements historiques : Guerres, Batailles, Siéges, Journées mémorables, Conspirations, Traités de paix, Conciles; des Titres, Dignités, Fonctions, des Hommes ou Femmes célèbres en tout genre; des Personnages historiques de tous les pays et de tous les temps : Saints, Martyrs, Savants, Artistes, Ecrivains; des Divinités, Héros et Personnages fabuleux de tous les Peuples; des Religions et Cultes divers, Fêtes, Jeux, Cérémonies publiques, Mystères, Livres sacrés; enfin la Nomenclature de tous les Chefs-lieux, Arrondissements, Cantons, Villes, Fleuves, Rivières, Montagnes et Curiosités naturelles de la France et de l'Etranger; avec les Etymologies grecques, latines, arabes, celtiques, germaniques, etc., etc.

Cet ouvrage classique est rédigé sur un plan entièrement neuf, plus exact et plus complet que tous les dictionnaires qui existent, et dans lequel toutes les définitions, toutes les acceptions des mots et les nuances infinies qu'ils ont reçues du bon goût et de l'usage sont justifiées par plus de quinze cent mille exemples choisis, fidèlement extraits de tous les écrivains, moralistes et poëtes, philosophes et historiens, politiques et savants, conteurs et romanciers, dont l'autorité est généralement reconnue; par M. BESCHERELLE AÎNÉ, principal auteur de la *Grammaire nationale*. Deux magnifiques volumes in-4° de 3,400 pages, à 4 colonnes, lettres ornées, etc., imprimés en caractères neufs et très-lisibles, sur papier grand raisin, glacé et satiné, contenant la matière de plus de 300 volumes in-8. — Prix : 50 fr.; demi-rel. chag., 60 fr.

PETIT DICTIONNAIRE NATIONAL

Contenant la définition très-claire et très-exacte de tous les mots de la langue usuelle, l'explication la plus simple des termes scientifiques et techniques, la prononciation figurée dans tous les cas douteux et difficiles, etc., etc., à l'usage de la jeunesse et de tous ceux qui ont besoin de renseignements prompts et précis sur la langue française ; par Bescherelle aîné, auteur du grand *Dictionnaire national*, etc. 1 vol. grand in-32 jésus, 2 fr. 25 c.

Relié en percaline à l'anglaise. . . . . 3 fr. »

GRAMMAIRE NATIONALE

Ou Grammaire de Voltaire, de Racine, de Bossuet, de Fénelon, de J.-J. Rousseau, de Bernardin de Saint-Pierre, de Chateaubriand, de Casimir Delavigne, et de tous les écrivains les plus distingués de la France ; par MM. Bescherelle frères et Litais de Gaux. 1 fort vol. grand in-8, 12 fr.; net, 9 fr.

Complément indispensable du *Dictionnaire national.*

DICTIONNAIRE USUEL DE TOUS LES VERBES FRANÇAIS

Tant réguliers qu'irréguliers, entièrement conjugués, par Bescherelle frères. 2 vol. in-8 à 2 col., 15 fr.; net, 12 fr.

Ce livre est indispensable à tous les écrivains et à toutes les personnes qui s'occupent de la langue française, car le verbe est le mot qui, dans le discours, joue le plus grand rôle ; il entre dans toutes les propositions, pour être le lien de nos pensées et y répandre la clarté et la vie ; aussi les Latins lui avaient donné le nom de *verbum* pour exprimer qu'il est le mot nécessaire, le mot par excellence. Mais le verbe doit être rangé dans la classe des parties du discours que les grammairiens appellent *variables*. Aucune, en effet, n'a subi des modifications aussi nombreuses et aussi variées. La conjugaison des verbes est sans contredit ce qu'il y a de plus difficile dans notre langue, puisqu'on y compte plus de trois cents verbes irréguliers. A l'aide de ce dictionnaire, tous les doutes sont levés, toutes les difficultés vaincues.

LE VÉRITABLE MANUEL DES CONJUGAISONS

Ou Dictionnaire des 8,000 verbes, par Bescherelle frères. Troisième édition. 1 vol. in-18, 3 fr. 75 c.

GRAND DICTIONNAIRE ESPAGNOL-FRANÇAIS ET FRANÇAIS-ESPAGNOL

Avec la prononciation dans les deux langues, plus exact et plus complet que tous ceux qui ont paru jusqu'à ce jour, rédigé d'après les matériaux réunis, par D. Vicente Salva, et les meilleurs dictionnaires anciens et modernes, par F. de P. Noriega et Guim. 1 fort volume grand in-8 jésus, d'environ 1,600 pages, à 3 colonnes. Prix : 18 fr.

NOUVEAU DICTIONNAIRE DE POCHE FRANÇAIS-ESPAGNOL ET ESPAGNOL-FRANÇAIS

Avec la prononciation dans les deux langues, rédigé d'après les matériaux réunis par D. Vicente Salva, et les meilleurs dictionnaires parus jusqu'à ce jour. 1 fort vol. grand in-32, format dit Cazin, d'environ 1,100 pages. Prix : 5 fr.

GUIDES POLYGLOTTES, MANUELS DE LA CONVERSATION ET DU STYLE ÉPISTOLAIRE

A l'usage des voyageurs et de la jeunesse des écoles, par MM. Clifton, Vitali, docteur Ebeling, Carolino Duarte et Corona Bustamante. Grand in-32, format dit Cazin, papier satiné. Prix : 2 fr. le vol.

FRANÇAIS-ANGLAIS. 1 vol. in-32.
FRANÇAIS-ITALIEN. 1 vol. in-32.
FRANÇAIS-ALLEMAND. 1 vol. in-32.
FRANÇAIS-ESPAGNOL. 1 vol. in-32.
FRANÇAIS-PORTUGAIS. 1 vol. in-32.
ENGLISH AND FRENCH. 1 vol. in-32.
ESPAÑOL-FRANCÉS. 1 vol. in-32.
ENGLISH AND PORTUGUESE. 1 vol. in-32.
ESPAÑOL-INGLÉS. 1 vol. in-32.
ESPAÑOL-ITALIANO. 1 vol. in-32.
ESPAÑOL-FRANCÉS-INGLÉS-ITALIANO. 1 vol. in-32.
PORTUGUEZ-FRANCEZ. 1 vol. in-32.
PORTUGUEZ-INGLEZ. 1 vol. in-32.

GRAND DICTIONNAIRE ITALIEN-FRANÇAIS ET FRANÇAIS-ITALIEN

Par Barberi, continué et terminé par Basti et Cerati. 2 gros vol. in-4, 45 fr. ; net, 25 fr.

Ce Dictionnaire donne la prononciation des mots, leur étymologie, leur sens et leurs mots expliqués et appuyés par des exemples. — Un grand nombre de termes techniques des sciences et arts. — La solution des difficultés grammaticales. — Le pluriel des substantifs et les divers temps des verbes quand ils ont une forme irrégulière. Le genre des substantifs qui n'est point indiqué dans les autres dictionnaires italiens, etc., etc. Le tout forme 2.500 pages in-4. Le Conseil royal de l'instruction publique a examiné le grand *Dictionnaire italien-français* et *français-italien* de Barberi, continué et terminé par MM. Basti et Cerati. D'après la délibération du Conseil royal, ce dictionnaire sera placé dans les Bibliothèques des colléges. C'est, en effet, le travail le plus complet qui existe en ce genre et le meilleur guide pour l'enseignement approfondi des beautés de la langue italienne.

DICTIONNAIRE D'HIPPIATRIQUE ET D'ÉQUITATION

Ouvrage où se trouvent réunies toutes les connaissances équestres et hippiques, par F. Cardini, lieutenant-colonel en retraite. 2 vol. grand in-8, ornés de 70 figures. 2e édition, corrigée et considérablement augmentée, 20 fr.; net, 15 fr.

DE L'ÉLOQUENCE JUDICIAIRE AU DIX-SEPTIÈME SIÈCLE

Antoine Lemaistre et ses contemporains, par M. Oscar de Vallée, avocat général à la cour impériale de Paris. 1 beau vol. in-8 cavalier, 7 fr. 50.

LES ARMES ET LE DUEL

Par Grisier, professeur à l'École polytechnique, au collége Henri IV et au Conservatoire de musique. Ouvrage agréé par Sa Majesté l'empereur de Russie; précédé d'une Préface par A. Dumas; Notice sur l'auteur, par Roger de Beauvoir; Epître en vers, de Méry, etc.; Dessins par E. de Beaumont. Deuxième édition, revue par l'auteur. 1 vol. grand in-8, 10 fr.

Nous ne craignons pas de dire que cet ouvrage est le *traité d'escrime* LE PLUS COMPLET qui ait encore paru. La réputation européenne de l'auteur nous autorise à ajouter que c'est très-certainement LE MEILLEUR.

DICTIONNAIRE DE LA CONVERSATION ET DE LA LECTURE

52 vol. grand in-8 de 500 pages à 2 col., contenant la matière de plus de 300 vol. Prix : 208 fr.

Œuvre éminemment littéraire et scientifique, produit de l'association de toutes les illustrations de l'époque, sans acception de partis ou d'opinions, le *Dictionnaire de la Conversation* a depuis longtemps sa place marquée dans la bibliothèque de tout homme de goût, qui aime à retrouver formulées en préceptes généraux ses idées déjà arrêtées sur l'histoire, les arts et les sciences.

SUPPLÉMENT AU

DICTIONNAIRE DE LA CONVERSATION ET DE LA LECTURE

Rédigé par tous les écrivains et savants dont les noms figurent dans cet ouvrage, et publié sous la direction du même rédacteur en chef. 16 vol. gr. in-8 de 500 pages, conformes aux 52 vol. publiés de 1832 à 1839.

Le *Supplément*, aujourd'hui TERMINÉ, se compose de *seize volumes* formant les tomes 55 à 68 de cette Encyclopédie si populaire. Il contient la mention de tous les progrès faits par les sciences depuis la terminaison de l'ouvrage principal (1839) jusqu'à l'époque actuelle, et le résumé de l'Histoire politique des différents Etats jusqu'en 1852. Les grands et providentiels événements qui sont venus changer la face de l'Europe, en 1848, y sont racontés, de même qu'on y trouve des renseignements précis sur la plupart des hommes nouveaux que ces événements ont fait surgir dans la politique.

Il n'y a pas d'exagération dès lors à dire que de toutes les Encyclopédies le *Dictionnaire de la Conversation* est la plus complète et la plus *actuelle*.

Le *Supplément* a réparé toutes les erreurs, toutes les omissions qui avaient échappé dans le travail si rapide de la rédaction des 52 premiers volumes. Tous les *renvois* que le lecteur cherchait vainement dans l'ouvrage principal se trouvent traités dans le *Supplément*, de même que quelques articles jugés insuffisants ont été refaits.

Qui ne sait l'immense succès du *Dictionnaire de la Conversation?* Plus de 19,000 exemplaires des tomes 1 à 52 ont été vendus; mais, aujourd'hui, les seuls exemplaires qui conservent toute *leur valeur primitive* sont ceux qui possèdent le *Supplément*, en d'autres termes, les tomes 55 à 68.

Comme les seize volumes supplémentaires n'ont été tirés qu'à 3,000, ils ne tarderont pas à être épuisés; les retardataires n'auront donc qu'à s'en prendre à eux-mêmes de la dépréciation énorme de l'exemplaire qu'ils auront négligé de compléter.

Nous nous bornerons à prévenir itérativement les possesseurs des tomes 1 à 52 qu'avant très-peu de temps il nous sera impossible de compléter leurs exemplaires et de leur fournir les tomes 55 à 68; car ils s'épuisent plus rapidement encore que nous ne l'avions pensé, et d'ailleurs, nous le répétons, ils ont été tirés en bien moindre nombre que les premiers volumes.

Prix des seize volumes du *Supplément* (tomes 55 à 68), 80 fr.; le volume, 5 fr.; la livraison 2 fr. 50 c.

GÉOGRAPHIE UNIVERSELLE

PAR MALTE-BRUN.

Description de toutes les parties du monde sur un nouveau plan, d'après les grandes divisions du globe; précédée de l'Histoire de la

Géographie chez les peuples anciens et modernes, et d'une Théorie générale de la Géographie mathématique, physique et politique. Sixième édition, revue, corrigée et augmentée, mise dans un nouvel ordre et enrichie de toutes les nouvelles découvertes, par J.-J.-N. Huot. 6 beaux vol. grand in-8, enrichis de 64 gravures sur acier, 60 fr., demi-reliure chagrin, 81 fr.

Avec UN SUPERBE ATLAS entièrement établi à neuf. 1 vol. in-folio, composé de 72 magnifiques cartes coloriées, dont 14 doubles, 80 fr.

On se plaignait généralement de la sécheresse de la géographie, lorsque, après quinze années de lectures et d'études, Malte-Brun conçut la pensée de renfermer dans une suite de discours historiques l'ensemble de la géographie ancienne et moderne, de manière à laisser, dans l'esprit d'un lecteur attentif, l'image vivante de la terre entière, avec toutes ses contrées diverses, et avec les lieux mémorables qu'elles renferment et les peuples qui les ont habitées ou qui les habitent encore.

Il s'est dit : « La géographie n'est-elle pas la sœur et l'émule de l'histoire? Si l'une a le pouvoir de ressusciter les générations passées, l'autre ne saurait-elle fixer, dans une image mobile, les tableaux vivants de l'histoire en retraçant à la pensée cet éternel théâtre de nos courtes misères? cette vaste scène, jonchée des débris de tant d'empires, et cette immuable nature, toujours occupée à réparer, par ses bienfaits, les ravages de nos discordes? Et cette description du globe n'est-elle pas intimement liée à l'étude de l'homme, à celle des mœurs et des institutions? n'offre-t-elle pas à toutes les sciences politiques des renseignements précieux? aux diverses branches de l'histoire naturelle un complément nécessaire? à la littérature elle-même, un vaste trésor de sentiments et d'images? » Et, sans se rebuter par les difficultés de toute nature que présentait un pareil sujet, il consacre sa vie tout entière à élever à la géographie un des plus beaux monuments scientifiques et littéraires de ce siècle.

Malte-Brun a laissé un ouvrage dont la réputation est justifiée par trente années de succès, par le suffrage unanime des savants et des littérateurs, et par l'empressement que plusieurs ont mis à le traduire.

Cette nouvelle réimpression de la *Géographie universelle* a été entièrement revue et complétée par le savant continuateur de Malte-Brun, M. Huot.

DU MÊME AUTEUR :

PRECIS DE GÉOGRAPHIE UNIVERSELLE

Précédé d'une introduction historique et suivi d'un aperçu de la géographie ancienne, par MM. Balbi, Larenaudière et Huot, quatrième édition, considérablement augmentée et ornée de nombreuses gravures et cartes. Ouvrage adopté par l'Université. 1 volume grand in-8, 20 fr.; net, 18 fr.

Demi-reliure, dos chagrin. 3 fr. 50 c.

DICTIONNAIRE GEOGRAPHIQUE, STATISTIQUE ET POSTAL DES COMMUNES DE FRANCE

Dédié au commerce, à l'industrie et à toutes les administrations publiques, par M. A. Peigné, auteur du *Dictionnaire portatif de la langue française* et de plusieurs ouvrages d'instruction ; avec la carte des postes. Cet ouvrage, par la multiplicité et l'exactitude des renseignements qu'il fournit, est indispensable à tout commerçant, voyageur, industriel et employé d'administration, dont il est le *vade mecum*. Prix, 5 fr.

OUVRAGES RELIGIEUX

MÉDITATIONS SUR L'ÉVANGILE.

Par Bossuet, revues sur les manuscrits originaux et les édit. les plus correctes, et illustrées de 14 magnifiques gravures sur acier, d'après Raphael, Rubens, Poussin, Rembrandt, Carrache, Léonard de Vinci, etc. 1 vol. gr. in-8 jésus. 18 fr.

Demi-reliure maroquin, plats en toile, tranche dorée. . . . . 24 fr. »

Cette superbe réimpression d'un des chefs-d'œuvre de Bossuet, imprimée avec le plus grand soin par Simon Raçon, est destinée à prendre place parmi les plus beaux livres de l'époque.

LES SAINTS ÉVANGILES

(Édition Curmer.)

Selon saint Matthieu, saint Marc, saint Luc et saint Jean. 2 splendides vol. grand in-8, illustrés de 12 gravures sur acier, et ornés de vues. Brochés, 48 fr.; net 30 fr.

Reliure chagrin, tranche dorée. . . . . 11 fr. le vol.

LES ÉVANGILES

Par F. Lamennais. Traduction nouvelle, avec des notes et des réflexions. 2e édit., illustrée de 10 gravures sur acier, d'après Cigoli, le Guide, Murillo, Overbeck, Raphaël, Rubens, etc. 1 vol. in-8, cavalier vélin, 10 fr.; net, 8 fr.

Reliure demi-chagrin, plats en toile, tranche dorée. . . . . 4 fr.

LES VIES DES SAINTS

Pour tous les jours de l'année, nouvellement écrites par une réunion d'ecclésiastiques et d'écrivains catholiques, publiées en 200 livraisons, classées pour chaque jour de l'année par ordre de dates, d'après les martyrologes et Godescard; illustrées d'environ 1,800 gravures.

L'ouvrage complet forme 4 beaux vol. grand in-8; chaque vol. se compose d'un trimestre et forme un tout complet. 10 fr., le vol. Complet. 40 fr.

Reliure des 4 vol. en deux vol., demi-chagrin, plats toile, tr. dorée. 13 fr. »
Reliure des 4 vol. en deux vol., toile, tr. dorée. . . . . 11 »

Les Vies des Saints, ayant déjà obtenu l'approbation des archevêques de Paris, de Cambrai, de Tours, de Bourges, de Reims, de Sens, de Bordeaux et de Toulouse, et des évêques de Chartres, de Limoges, de Bayeux, de Poitiers, de Versailles, d'Amiens, d'Arras, de Châlons, de Langres, de la Rochelle, de Saint-Dié, de Nîmes, de Rodez, d'Angers, de Nevers, de Saint-Claude, de Verdun, de Metz, de Montpellier, de Gap, de Nancy, d'Autun, de Quimper, de Strasbourg, d'Evreux, de Saint-Flour, de Valence, de Cahors et du Mans, sont appelées à un très-grand succès.

IMITATION DE JÉSUS-CHRIST

Traduite par l'abbé Dassance, avec approbation de Mgr l'archevêque de Paris. Edition Curmer, avec encadrements variés, frontispice or et couleur, et 10 gravures sur acier. 1 vol. gr. in-8, 20 fr.

Reliure chagrin, tranche dorée. . . . . 12 fr. »
— demi-chagrin, tranche dorée, plats toile. 5 50

LA VIERGE

Histoire de la mère de Dieu et de son culte, par l'abbé Orsini. Nouvelle édition, ill. de grav. sur acier et de sujets dans le texte. 2 beaux vol. gr. in-8 jésus. 24 fr.

Reliure demi-chagrin, plats toile avec croix, tr. dorée, les 2 vol. en un. 6 fr. »
— — plats toile avec croix, tr. dorée le vol. 5 50
— toile, tr. dorée, mosaïque, le vol. . . . . 5 »

SAINT VINCENT DE PAUL

Histoire de sa vie, par l'abbé Orsini. 1 magnifique vol. grand in-8 jésus, illustré de 10 splendides gravures sur acier, tirées sur chine avant la lettre d'après Karl Girardet, Leloir, Meissonnier, Staal, etc., gravées par nos meilleurs artistes. 12 fr.

Reliure en toile mosaïque, riche plaque spéciale, tr. dorée. . . . . 6 fr. »
— demi-chagrin, plats en toile, avec croix, tr. dorée. 6 50

LES FÊTES DU CHRISTIANISME

Par l'abbé Casimir, curé du diocèse de Paris, illustrées de plusieurs dessins rehaussés d'or et de couleur.

C'est l'histoire des traditions qu'elles ont laissées, des costumes populaires qui en sont résultés, des grands événements religieux auxquels elles se rattachent, que nous offrons aux fidèles.

1 joli vol. grand in-8, illustré de 10 dessins rehaussés d'or et de couleur. 10 fr.

Reliure mosaïque avec plaque spéciale, et tranche dorée. . . . . 4 fr. »
— demi-chagrin, plats en toile. 4 50

HEURES NOUVELLES (Édition Curmer.)

Paroissien complet, latin-français, à l'usage de Paris et de Rome, par l'abbé Dassance. 1 vol. in-8, illustré par Overbeck; texte encadré, 36 fr.; net, 15 fr.

Reliure chagrin, tranche dorée. . . . . 10 fr. »
— demi-chagrin, plats toile, tranche dorée. . . . . 5 »

PETITES HEURES NOUVELLES (Édition Curmer.)

Texte encadré, lettres ornées, fleurons, etc. 1 vol. in-64.

Relié en chagrin plein, d. s. tr. . . . . 5 fr. »

VIE DE JÉSUS

Ou Examen critique de son histoire, par le docteur David-Frédéric Strauss, traduit de l'allemand sur la troisième édition, par E. Littré, de l'Académie des inscriptions et belles-lettres. Deuxième édition française. 4 vol. in-8, 20 fr

ŒUVRES DE CHATEAUBRIAND

16 vol. grand in-8 jésus, illustrés de 64 gravures composées par G. Staal, Philippoteaux, etc., gravées par F. Delannoy, etc., etc., 120 fr., net. 100 fr.

On peut acheter séparément les ouvrages qui suivent :

Le Génie du christianisme, illustré de 8 belles gravures sur acier, 2 vol.
Brochés. . . . . 20 fr. »
Reliés en un seul vol., demi-chagrin, plats toile, tr. dorée. . . 5 »

Les Martyrs et le **Voyage en Amérique.** 2 vol. avec gravures sur acier.
Brochés. . . . . 20 fr. »
Reliure en un seul vol., demi-chagrin, plats en toile, tr. dorée. 5 »

Itinéraire de Paris à Jérusalem. 2 vol. avec gravures sur acier.
Brochés. . . . . 20 fr. »
Demi-reliure en un seul vol., plats toile, tranche dorée. . . . 5 »

Les Natchez et les **Poésies diverses.** 1 vol. avec grav. sur acier.
Brochés. . . . . 10 fr. »
Demi-reliure, plats toile, tranche dorée. . . . . 15 »

Atala et le **Dernier des Abencerrages.** 1 vol. in-8, 10 fr.
Demi-reliure, plats toile, tranche dorée. . . . . 15 fr. »

MÉMOIRES D'OUTRE-TOMBE

Par Chateaubriand; suivis du CONGRÈS DE VÉRONE et de la VIE DE RANCÉ, terminés par la VIE DE CHATEAUBRIAND, par M. Ancelot, de l'Académie française. 8 vol. grand in-8 jésus, ornés de gravures sur acier. 80 fr.

HISTOIRE DE FRANCE

Par Anquetil, avec continuation jusqu'à nos jours par Baude, l'un des principaux auteurs du *Million de Faits* et de *Patria.* 8 volumes grand in-8, illustrés de 120 gravures environ, renfermant la collection complète des portraits des rois, imprimés en beaux caractères, à deux colonnes, sur papier des Vosges, 50 fr.; net, 40 fr.

Demi-reliure, dos chagrin, le volume. . . . . 3 fr. 50 c.

HISTOIRE DE FRANCE D'ANQUETIL

Continuée depuis la Révolution de 1789, par Léonard Gallois. Édition ornée de 50 gravures en taille-douce. 5 vol. gr. in-8 jésus à deux colonnes, contenant la matière de 40 vol. in-8 ordinaires. 62 fr. 50 c.; net. 40 fr.

Demi-reliure, dos chagrin, le vol. . . . . 3 fr. 50

ABRÉGÉ CHRONOLOGIQUE DE L'HISTOIRE DE FRANCE,

Par le président Hénault, continué par Michaud. 1 vol. gr. in-8 illustré de gravures sur acier. 12 fr.

Demi-reliure chagrin. . . . . 3 fr. 50
— avec les plats toile, tr. dor. . . . . . . 6 fr. »

DICTIONNAIRE DE LA NOBLESSE ET DU BLASON

Par Jouffroy d'Eschavannes, héraldiste, historiographe, secrétaire-archiviste de la Société orientale de Paris. 1 vol. grand in-8, illustré de 2 planches de blason coloriées et d'un grand nombre de gravures, 15 fr.; net, 10 fr.

GALERIES HISTORIQUES DE VERSAILLES

Ce grand et important ouvrage a été entrepris aux frais de la liste civile du roi Louis-Philippe, et rédigé d'après ses instructions. Il renferme la Description de 1,200 tableaux; des Notices historiques sur plus de 676 écussons armoriés de la salle des Croisades, et des Aperçus biographiques sur presque tous les personnages célèbres depuis les temps les plus reculés de la monarchie française. Cet ouvrage, véritable Histoire de France, illustrée par les maîtres les plus célèbres en peinture et en sculpture, et destiné à être donné en cadeau à tous les hommes éminents de notre époque, n'a jamais été mis en vente.

10 vol. in-8 imprimés en caractères neufs sur beau papier, avec un magnifique album in-4 contenant 100 gravures, 80 fr.

HISTOIRE DE RUSSIE

Par A. de Lamartine. Deux volumes in-8, 10 fr.

COURS D'ETUDES HISTORIQUES

Par M. Daunou, pair de France, secrétaire perpétuel de l'Académie des inscriptions et belles-lettres, professeur au Collége de France. 20 vol. in-8 et tables des matières, 160 fr.; net, 120 fr.

Cet important ouvrage, dont nous n'avons qu'un très-petit nombre d'exemplaires, contient le résultat des leçons faites au Collége de France de 1819 à 1830. Après avoir recherché quelles sont les ressources de l'histoire et de quelle manière la connaissance des choses passées a pu naître et se perpétuer, le savant auteur établit les règles de critique pour donner à l'histoire le caractère d'une véritable science composée de faits positifs dont on a reconnu la certitude ou la probabilité.

Le cours est terminé par un examen des systèmes philosophiques, appliqués à l'histoire de la philosophie, depuis Platon jusqu'au dix-neuvième siècle.

HISTOIRE DE FRANCE

Depuis les Gaulois jusqu'à nos jours, par M. Millac, professeur d'histoire, illustrée d'un grand nombre de vignettes sur bois par Harrisson. 1 joli v. in-18, rel. en toile, doré sur tr. 2 fr. 50 c.

HISTOIRE DES FRANÇAIS

Par Théophile Lavallée. Edition ornée de 20 magnifiques nouvelles gravures sur acier, d'après MM. Gros, Paul Delaroche, Eugène Delacroix, Horace Vernet, Steuben, Scheffer, Vinterhalter, etc. 2 forts vol. grand in-8 jésus. 24 fr.

Reliure toile mosaïque, plaque spéciale tranche dorée, le vol. .	6 fr.	»
— toile, tranche dorée, plaque spéciale, le vol.	5	»
— demi-chagrin, plats toile, tranche dorée, le vol... . .	5	50

HISTOIRE DE L'EMPIRE OTTOMAN

DEPUIS LES TEMPS LES PLUS ANCIENS JUSQU'A NOS JOURS

Par M. Théophile Lavallée. 1 magnifique volume grand in-8, accompagné de 18 belles gravures anglaises sur acier, représentant des scènes historiques, des vues, des portraits, etc. 18 fr.

Reliure en toile mosaïque, plaque spéciale, tranche dorée. . . 6 fr. »

HISTOIRE DE PARIS

Par Th. Lavallée. 207 vues par Champin. 1 vol. gr. in-8. 12 fr.

Relié toile mosaïque... . . . . 18 fr. »

HISTOIRE DE NAPOLÉON

Par Laurent, illustrée de 500 vignettes, avec les types en noir imprimés dans le texte, par Horace Vernet. 1 vol. grand in-8, 9 fr.; net 6 fr. 50 c. rel. toile, 10 fr. 50 c.

MÉMORIAL DE SAINTE-HÉLÈNE

Par feu le comte de las Cases, nouvelle édition revue avec soin, augmentée du *Mémorial de la Belle-Poule*, par M. Emmanuel de las Cases. 2 vol. grand in-8, avec portraits, vignettes nouvelles, gravés au burin sur acier par M. Blanchard. Les vues et les dessins sont de MM. Pauquet frères et Daubigny. 24 fr.; net 14 fr.

Reliure demi-chagrin, le volume. . . . . 3 fr. 50
Reliure demi-chagrin, plats en toile, tranche dorée, le volume. 5 50

HISTOIRE UNIVERSELLE

Par le comte de Ségur, de l'Académie française; contenant l'histoire des Egyptiens, des Assyriens, des Mèdes, des Perses, des Juifs, de la Grèce, de la Sicile, de Carthage et de tous les peuples de l'antiquité, l'histoire romaine et l'histoire du Bas-Empire. 9e édition, ornée de 30 gravures, d'après les grands maîtres de l'école française. 3 vol., divisés en 6 parties grand in-8, 37 fr. 50 c.

On peut acheter séparément le tome Ier, Histoire Ancienne.
— — IIe, — Romaine.
— — IIIe, — du Bas-Empire.

Reliure demi-chagrin, le volume. . . . . 3 fr. 50
Reliure demi-chagrin, plats en toile, tranche dorée. . . . . 5 fr. 50

HISTOIRE DES DUCS DE BOURGOGNE

Par M. de Barante, membre de l'Académie française; 7e édition. 12 vol. in-8, caractères neufs, imprimés sur papier vélin satiné des Vosges, ornés de 104 grav. et d'un grand nombre de cartes. Prix: 5 fr. le vol.

La place de cet ouvrage est marquée dans toutes les bibliothèques. Il joint au mérite et l'exactitude historique une grande vérité de couleur et un grand charme de narration.

HISTOIRE DES RÉPUBLIQUES ITALIENNES DU MOYEN AGE

Par SIMONDE DE SISMONDI. Nouvelle édition, ornée de gravures sur acier. 10 vol. in-8, 50 fr.; net, 40 fr.

Reliure demi-chagrin, le volume . . . . 1 fr. 60

LA HONGRIE ANCIENNE ET MODERNE

Historique, littéraire, aristique et monumentale, publiée sous la direction de M.-J. BOLDÉNYI. 1 magnifique volume grand in-8, illustré d'un très-grand nombre de gravures, vues, monuments, portraits, costumes, dans le texte et hors texte, et d'une carte ethnographique. Broch., 12 fr.; net, 10 fr.; avec types col. 15 fr.

Reliure toile, tranche dorée, mosaïque. . . . . 6 fr. »

VOYAGE DANS L'INDE

Par le prince A. SOLTYKOFF; illustré de magnifiques lithographies à deux teintes, par DERUDDER, etc., d'après les dessins originaux de l'auteur. 2 beaux vol. gr. in-8 jésus, 24 fr.

Reliure t. mosaïque, riche plaque spéciale, genre indien, tr. dor., le vol.. 6 fr.

VOYAGE EN PERSE

Par le même; illustré, d'après les dessins de l'auteur, de magnifiques lithographies par TRAYER, etc. 1 vol. gr. in-8 jésus. 10 fr.

Reliure toile mosaïque, riche plaque spéciale, genre indien, tr. dorée. 6 fr.

ŒUVRES COMPLÈTES DE BUFFON

Avec la nomenclature linnéenne et la classification de Cuvier. Édition nouvelle, revue sur l'édition in-4 de l'Imprimerie impériale, annotée par M. FLOURENS, membre de l'Académie française, secrétaire perpétuel de l'Académie des Sciences, professeur au Muséum d'histoire naturelle.

Les *Œuvres complètes de Buffon* forment 12 v. grand in-8 jésus, illustrés de 162 planches, 800 sujets coloriés, gravés sur acier, d'après les dessins originaux de M. Victor Adam. Imprimés en caractères neufs, sur papier pâte vélin, par la typographie J. Claye. 120 fr.

M. le ministre de l'instruction publique a souscrit, pour les bibliothèques, à cette magnifique publication (aujourd'hui complétement achevée), reconnue par les hommes les plus compétents comme une édition modèle des œuvres du grand naturaliste. Le nom et le travail de M. Flourens la recommandent d'une façon toute particulière, et lui donnent un cachet spécial.

Pour satisfaire aux nombreuses demandes des personnes qui préfèrent l'acquisition par volumes à la vente par livraisons, nous avons ouvert une souscription par demi-volumes du prix de 5 fr.

Les souscripteurs peuvent retirer, dès à présent, les 24 demi-volumes.

LEÇONS ELEMENTAIRES D'HISTOIRE NATURELLE

Traité de CONCHYLIOLOGIE, précédé d'un aperçu sur toute la ZOOLOGIE, à l'usage des étudiants et des gens du monde. Ouvrage adressé à madame François Delessert, par M. J.-C. CHENU, conservateur du Musée d'histoire naturelle de M. B. DELESSERT. 1 vol. in-8, orné de 1,000 vignettes gravées sur cuivre et sur bois, imprimées dans le texte, et d'un atlas de 12 planches gravées en taille-douce et magnifiquement coloriées. Prix, broché, 15 fr.; net, 8 fr.

LE MÊME OUVRAGE, Atlas de planches noires.
Prix du volume broché : 12 fr.; net, 5 fr.

LES TROIS RÈGNES DE LA NATURE

BOTANIQUE

HISTOIRE NATURELLE DES FAMILLES VÉGÉTALES

Et des principales espèces, avec l'indication de leur emploi dans les arts, les sciences et le commerce, par EM. LE MAOUT. 1 vol. très-grand in-8 jésus; édition de luxe, gravures sur bois, figures coloriées à l'aquarelle, etc., etc. 21 fr. Réliure avec magnifiques plaques en mosaïque, 6 fr. de plus par volume.

LES MAMMIFÈRES

Histoire naturelle avec l'indication de leurs mœurs et de leurs applications dans les arts, le commerce et l'agriculture; par M. PAUL GERVAIS. 1 beau volume grand in-8, illustré de 50 gravures, dont 30 coloriées. — Prix : 21 fr.

Reliure toile mosaïque, tranche dorée. . . . . 6 fr.

DEUXIÈME VOLUME DES MAMMIFÈRES

Par les mêmes auteur et dessinateur que ceux du premier.

Ce volume, qui complète l'*Histoire des Mammifères*, contient 40 planches gravées sur acier et coloriées, entièrement inédites, et 29 gravures sur bois, séparées du texte, imprimées à deux teintes. Un nombre considérable de gravures sur bois, inédites, orne et explique le texte, contenant : carnivores, proboscidiens, rumentes, bisulques, édentés, marsupiaux, monotrèmes, phoques, sirénides et cétacés.

L'AFRIQUE FRANÇAISE, L'EMPIRE DU MAROC ET LES DÉSERTS DU SAHARA

Édition illustrée d'un grand nombre de gravures sur acier, noires et coloriées, par CHRISTIAN. 1 vol. grand in-8 jésus, 15 fr.

Reliure toile, tranche dorée, fers spéciaux. . . . . 6 fr. »
Mêmes prix pour la demi-reliure, plats toile, tranche dorée.

MOLIÈRE

Œuvres complètes, précédées d'une notice sur la vie et les ouv. de Molière, par Sainte-Beuve, illustr. de 800 dessins par Tony Johannot. Nouvelle édition. 1 magnifique vol. grand in-8 jésus, imprimé par Plon frères, 20 fr.

Reliure toile mosaïque, plaque spéciale, tranche dorée. . . . . 6 fr. »
— toile, plaque spéciale, tranche dorée. . . . . 5 »
— demi-chagrin, plats toile, tranche dorée. . . . . 6 »

ŒUVRES DE JEAN RACINE

Avec un Essai sur la vie et les ouvrages de J. Racine, par M. Louis Racine, ornées de 13 vignettes, d'après Gérard, Girodet, Desenne. 1 beau vol. in-8 jésus, 12 fr. 50 c.

Reliure demi-chagrin. . . . . 3 fr. 50
Même reliure, plats en toile, tranche dorée. 5 50

ENCYCLOPEDIE

THÉORIQUE ET PRATIQUE DES CONNAISSANCES UTILES

Composée de Traités sur les connaissances les plus indispensables, ouvrage entièrement neuf, avec environ 1,500 gravures intercalées dans le texte, par MM. Alcan, Albert-Aubert, L. Baude, Bellanger, Berthelet, Am. Burat, Chenu, Deboutteville, Delafond, Deyeux, Dubreuil, Fabre d'Olivet, Foucault, H. Fournier, Génin, Giguet, Girardin, Léon Lalanne, Ludovic Lalanne, Elizé Lefèvre, Henri Martin, Martins, Mathieu, Moll, Moreau de Jonnès, Péclet, Persoz, Louis Reybaud, Trébuchet, L. de Wailly, Wolowski, etc. 2 vol. grand in-8, 25 fr.

Reliure demi-chagrin, le volume. 3 fr.
Reliure toile, tranche dorée, le volume.. . . . . 4 fr.

BIOGRAPHIE UNIVERSELLE

Biographie portative universelle, contenant 29,000 noms, suivie d'une Table chronologique et alphabétique, où se trouvent répartis en cinquante-quatre classes différentes les noms mentionnés dans l'ouvrage, par L. Lalanne, L. Renier, Th. Bernard, Ch. Laumier, E. Janin, A. Delloye, etc. 1 vol. de 1,000 pages, format du *Million de Faits*, contenant la matière de 12 volumes. Broché, 12 fr.; net, 9 fr.

UN MILLION DE FAITS

Aide-mémoire universel des sciences, des arts et des lettres, par MM. J. Aycard, Desportes, Léon Lalanne, Ludovic Lalanne, Gervais, A. le Pileur, Ch. Martins, Ch. Vergé et Jung.

MATIÈRES TRAITÉES DANS LE VOLUME :

Arithmétique. — Algèbre.— Géographie élémentaire, analytique et descriptive.— Calcul infinitésimal.— Calcul des probabilités.— Mécanique. — Astronomie. — Tables numériques et moyens divers pour abréger les calculs. — Physique générale. — Météorologie et physique du globe. — Chimie. — Minéralogie et géologie. — Botanique. — Anatomie et physiologie de l'homme. — Hygiène. — Zoologie. — Arithmétique sociale. — Technologie (arts et métiers). — Agriculture. — Commerce. — Législation. — Art militaire. — Statistique. — Sciences philosophiques. — Philologie. — Paléographie. — Littérature. — Beaux-Arts. — Histoire. — Géographie. — Ethnologie. — Chronologie. — Biographie. — Mythologie. — Education.

Un fort volume portatif, petit in-8, de 1,720 col., orné de grav. sur bois. — Broché, 12 fr.; net, 9 fr.

PATRIA

(DEUXIÈME TIRAGE)

La FRANCE ancienne et moderne, morale et matérielle, ou collection encyclopédique et statistique de tous les faits relatifs à l'histoire physique et intellectuelle de la France et de ses colonies. Deux très-forts volumes petit in-8, format du *Million de Faits*, de 3,200 colonnes de texte, y compris plus de 500 colonnes pour une table analytique des matières, une table des figures, un état des tableaux numériques, et un index général alphabétique; orné de 330 gravures sur bois, de cartes et de planches coloriées, et contenant la matière de 16 forts volumes in-8. — Prix, broché, 18 fr.; net, 9 fr.

Noms des principaux auteurs: MM. J. AYCARD, prof. de physique à l'Ecole polytechnique; A. DELLOYE, élève de l'Ecole des Chartes; Dieudonné DENNE-BARON; DESPORTES; Paul GERVAIS, docteur ès sciences, prof. de zoologie; JUNG; Léon LALANNE, ing. des ponts et chaussées; Ludovic LALANNE; LE CHATELIER, ing. des mines; A. LE PILEUR; Ch. LOUANDRE; Ch. MARTINS, docteur ès sciences, prof. à la Faculté de médecine de Paris; Victor RAULIN, prof. de géologie; P. RÉGNIER, de la Comédie-Française; Léon VAUDOYER, architecte du gouvernement; Ch. VERGÉ, avocat à la cour impériale de Paris.

DIVISIONS PRINCIPALES DE L'OUVRAGE :

Géographie physique et mathématique, physique du sol, météorologie, géologie, géographie botanique, zoologie, agriculture, industrie minérale, travaux publics, finances, commerce et industrie, administration intérieure, état maritime, législation, instruction publique, géographie médicale, population, ethnologie, géographie politique, paléographie et numismatique, chronologie et histoire, histoire des religions, langues anciennes et modernes, histoire littéraire, histoire de l'agriculture, histoire de la sculpture et des arts plastiques, histoire de la peinture et des arts du dessin; histoire de l'art musical; histoire du théâtre, colonies, etc.

Ces trois ouvrages réunis forment une véritable Encyclopédie portative. Le savoir est aujourd'hui tellement répandu, qu'il n'est plus permis de rien ignorer; mais, la mémoire la plus exercée ne pouvant que bien rarement retenir tous les détails de la science, ces ouvrages sont pour elle d'un secours précieux, et sont surtout devenus indispensables à tous ceux qui cultivent les sciences ou qui se livrent à l'instruction de la jeunesse.

Prix de la reliure de ces trois ouvrages :

Cartonnage à l'anglaise, 1 fr. 25 c. en sus par vol.
Demi-rel., maroquin soigné, 1 fr. 50 c.

ENSEIGNEMENT ÉLÉMENTAIRE UNIVERSEL

OU ENCYCLOPÉDIE DE LA JEUNESSE

Ouvrage également utile aux jeunes gens, aux mères de famille, aux personnes qui s'occupent d'éducation et aux gens du monde; par MM. Andrieux de Brioude, docteur en médecine, et Louis Baude, professeur au collége Stanislas. Un seul vol. grand in-8, contenant la matière de 6 vol., enrichi de 400 gravures servant d'explication au texte. Broché, 10 fr.; net, 7 fr.

L'ILLUSTRATION

En vente, 28 vol. (1842 à fin 1856), ornés de plus de 5,000 gr. sur tous les sujets actuels. Evénements politiques, fêtes et cérémonies religieuses, portraits des personnages célèbres, inventions industrielles, vues pittoresques, cartes géographiques, compositions musicales, tableaux de mœurs, scènes de théâtre, monuments, costumes, décors, tableaux, statues, modes, caricatures, etc., etc., etc.

Prix des 28 volumes brochés, 16 fr. le vol.; rel. en percal., fers et tr. dorés, 5 fr. en sus par volume.

TABLEAU DE PARIS

Par Edmond Texier; ouvrage illustré de 1,500 gravures, d'après les dessins de Blanchard, Cham, Champin, Forest, Français, Gavarni, etc., etc. 2 vol. in-fol. du format de l'*Illustration*, 30 fr.

Reliure riche, dor. sur tranche, mosaïque, avec les armes de la ville de Paris. Le volume. . . . . 6 fr. »
Même reliure, les deux volumes en un. . . . . 7 »

TABLEAU HISTORIQUE, POLITIQUE ET PITTORESQUE DE LA TURQUIE ET DE LA RUSSIE

Par MM. Joubert et Félix Mornand. 1 vol. in-folio (format de l'*Illustration*), orné d'une carte et d'un grand nombre de vignettes, 7 fr. 50 c.

Reliure percaline anglaise, dor. sur tranche. . . . . 4 fr. »

VOYAGE ILLUSTRÉ DANS LES CINQ PARTIES DU MONDE DE 1846 A 1849.

Par Adolphe Joanne. 1 vol. in-folio (format de l'*Illustration*), illustré d'environ 700 gravures, 15 fr.; rel. toile, tr. dorée, 20 fr.

GALERIE DE PORTRAITS POUR LES MÉMOIRES DU DUC DE SAINT-SIMON

s'adaptant à toutes les éditions

La *Galerie de Portraits de Saint-Simon* se compose de 38 portraits représentant les personnages les plus célèbres du temps et gravés avec une exactitude remarquable, d'après les tableaux originaux du Musée de Versailles.

La collection forme dix livraisons au prix de 1 fr.

CHANTS ET CHANSONS POPULAIRES DE LA FRANCE

996 chansons et chansonnettes, chants guerriers et patriotiques, chansons bachiques, burlesques et satiriques. Nouvelle édition, illustrée de 336 belles gravures sur acier, d'après MM. E. de Beaumont, Daubigny, Dubouloz, E. Giraud, Meissonnier, Pascal, Staal, Steinheil et Trimolet, gravées par les meilleurs artistes. 2 beaux vol. grand in-8, avec riches couvertures et frontispices gravés, table et introduction, contenant 996 chansons. — Le premier volume est composé de chansons, romances et complaintes, rondes et chansonnettes; le deuxième volume de chants guerriers et patriotiques, chansons bachiques, burlesques et satiriques. Prix de chaque volume, 11 fr.

Demi-reliure, plats toile, tranche dorée (2 vol. en un) . . . . . . 28 fr. »

CHANSONS NATIONALES ET POPULAIRES DE FRANCE

Précédées d'une histoire de la Chanson et accompagnées de notices historiques et littéraires, par DUMERSAN et NOËL SÉGUR, ornées de 48 dessins, par Gavarni, Karl Girardet, G. Staal, A. Varin, etc., gravés sur acier, par Ch. Geoffroy. (*Edition de Gonet.*) 2 gros vol. de 2,000 colonnes, contenant près de 1,400 chansons, 20 fr.

Demi-reliure, plats toile, tranche dorée. . . . . 30 fr. »

ŒUVRES COMPLETES DE BÉRANGER

Nouvelle édition, revue par l'auteur, contenant les DIX CHANSONS NOUVELLES, le FAC-SIMILE d'une lettre de Béranger; illustrée de 52 gravures sur acier, d'après Charlet, Daubigny, Johannot, Grenier de Lemud, Pauquet, Pinguilly, Raffet, Sandoz, exécutées par les artistes les plus distingués, et d'un portrait d'après nature par Sandoz. 2 vol. papier cavalier, 28 fr.

Demi-reliure, plats toile, tranche dorée. . . . . 38 fr. »

Œuvres complètes de Béranger, avec ses dix dernières chansons. 1 vol. in-32. 5 fr. 50 c.

ŒUVRES COMPLÈTES DE BÉRANGER

Contenant les 10 chansons nouvelles. 2 vol. grand in-18, 7 fr.

ŒUVRES CHOISIES DE GAVARNI

Revues, corrigées et nouvellement classées par l'auteur, publiées dans le format du *Diable à Paris*, et accompagnées de notices par MM. de BALZAC, Théophile GAUTIER, GÉRARD DE NERVAL, LÉON GOZLAN, LAURENT-JAN, Jules JANIN, Alphonse KARR, P.-J. STAHL, etc. 4 vol. grand in-8, renfermant chacun 80 grandes vignettes, 40 fr.

Il ne nous reste plus que les tomes II, III et IV à 10 fr. le volume.

Reliure toile, tranche dorée, le volume. . . . . 5 fr.

PARIS MARIÉ

PHILOSOPHIE DE LA VIE CONJUGALE

Par H. DE BALZAC, illustré par Gavarni. 1 vol. in-8 anglais, 5 fr.

PARIS A TABLE

Par EUGÈNE BRIFFAULT, ill. par Bertall. 1 vol. in-8 anglais, 5 fr.

LES FEMMES DE H. DE BALZAC

Types, caractères et portraits, précédés d'une notice biographique par le bibliophile JACOB, et illustrés de 14 magnifiques portraits gravés sur acier d'après les dessins de G. STAAL. 1 beau volume gr. in-8 jésus, 12 fr.

LE DIABLE A PARIS

Par GAVARNI. 2 vol. grand in-8 (Paris, Hetzel), 30 fr.

LES FLEURS ANIMÉES

Dessins par J.-J. GRANDVILLE, texte par ALPHONSE KARR, TAXILE DELORD, le comte FŒLIX. 2 beaux vol. grand in-8, ill. de 50 dessins gravés sur acier et coloriés. Brochés, 25 fr.

Reliure toile mosaïque, tr. dor., le volume. . . . . 5 fr. »

UN AUTRE MONDE

1 vol. petit in-4, illustré par GRANDVILLE de 36 vignettes coloriées, 150 sujets dans le texte, 18 fr.; net, 15 fr.

Reliure toile, tranche dorée. . . . . 4 fr. 50
Reliure toile mosaïque, fers spéciaux. . . . . 5 fr. 50

CENT PROVERBES

1 vol. grand in-8, 50 vignettes à part, frises, lettres, culs-de-lampe, 15 fr.; net 10 fr.

Reliure toile mosaïque, tranche dorée. . . . . 4 fr. »

LA CHINE OUVERTE

Texte par OLD-NICK, illustrations par Borget. 1 vol. grand in-8, 250 sujets, dont 50 tirés à part, 15 fr.; net, 10 fr.

Reliure toile mosaïque, tranche dorée. . . . . 4 fr. »

MUSES ET FÉES

HISTOIRE DES FEMMES MYTHOLOGIQUES

Dessins par G. STAAL, texte par le comte FŒLIX. 1 beau volume grand in-8, illustré de 12 dessins rehaussés d'or et de couleurs. Broché, 12 fr.

Charmant ouvrage où se mêlent, sans se confondre, l'Histoire, la Légende et le Conte, la Sagesse et la Folie, la Fable et la Vérité, réunion nécessairement féconde en merveilles, en drames prodigieux, en féeries de toutes sortes.

DROLERIES VÉGÉTALES

OU LÉGUMES ANIMÉS

Dessins par J.-J. GRANDVILLE, continués par A. VARIN, texte par E. NUS et A. MÉRAY. 1 beau vol. gr. in-8, ill. de 25 dessins gr. sur acier et coloriés. Broché, 15 fr.; net, 10 fr.

PERLES ET PARURES

PREMIÈRE PARTIE. — LES JOYAUX. — Fantaisie.

Dessins par GAVARNI, texte par MÉRAY et le comte FŒLIX. 1 beau vol. grand in-8, illustré de 15 gravures sur acier, par CH. GEOFFROY, imprimés sur chine avec le plus grand soin.

PERLES ET PARURES

DEUXIÈME PARTIE. — LES PARURES. — Fantaisie.

Dessins par GAVARNI, texte par MÉRAY et le comte FŒLIX. 1 beau vol. grand in-8, illustré de 15 gravures sur acier, par CH. GEOFFROY, imprimés sur chine avec le plus grand soin. Broché, les 2 volumes, 30 fr.; net, 20 fr.

LES PAPILLONS

MÉTAMORPHOSES TERRESTRES DES PEUPLES DE L'AIR

Dessins par J.-J. GRANDVILLE, continués par A. VARIN, texte par EUGÈNE NUS, ANTONY MÉRAY et le comte FŒLIX. 2 beaux volumes grand in-8, 30 fr.; net, 20 fr.

Reliure des cinq ouvrages ci-dessus, par vol., toile mosaïque. . 5 fr.

PHYSIOLOGIE DU GOUT

Par BRILLAT-SAVARIN, illustrée par BERTALL. 1 beau vol. in-8, ill. d'un grand nombre de grav. sur bois intercalées dans le texte, et de 8 sujets gravés sur acier, par CH. GEOFFROY, imprimés sur chine avec le plus grand soin, 10 fr.

Relié toile, avec plaque spéciale, et doré sur tranche. . . . . 15 fr.

LES TROIS MOUSQUETAIRES

PAR ALEXANDRE DUMAS

1 vol. grand in-8, illustré de 33 gravures à part, avec vignettes, lettres ornées, culs-de-lampe, et comprenant les 8 vol. de l'édit. ordinaire, 10 fr.

HISTOIRE DE LA VIE POLITIQUE ET PRIVÉE DE LOUIS-PHILIPPE

Depuis son avénement jusqu'à la Révolution de 1848, par ALEXANDRE DUMAS; illust. de 12 gravures sur acier. 2 vol. grand in-8, 12 fr.

HISTOIRE PITTORESQUE DES RELIGIONS

Doctrines, Cérémonies et Coutumes religieuses de tous les peuples du monde, par F.-T.-B. Clavel, illustrée de 29 grav. sur acier. 2 vol. grand in-8, 20 fr.; net, 15 fr.

DON QUICHOTTE DE LA MANCHE

Traduction nouvelle, précédée d'une notice sur la vie et les ouvrages de l'auteur, par Louis Viardot, ornée de 800 dessins par Tony Johannot. 2 vol. grand in-8 jésus. Prix, broché, 30 fr.; net, 20 fr.

Reliure demi-chagrin, le volume. . . . . 3 fr. 50
Reliure toile, tranche dorée, le volume. 4 50

LE MÊME OUVRAGE, 1 vol. grand in-8, 20 fr.; net, 15 fr.

Reliure demi-chagrin. . . . . 3 fr. 50
Reliure toile, tranche dorée. 4 50

GIL BLAS DE SANTILLANE

Par le Sage, nouvelle édition, illustrée d'après les dessins de Jean Gigoux, augmentée de *Lazarille de Tormes*, traduit par Louis Viardot, et illustrée par Meissonnier. 1 vol. grand in-8 jésus. Prix, broché, 15 fr.; net, 10 fr.

Reliure toile, tranche dorée. . . . . 4 fr. 50

JÉROME PATUROT

A la recherche d'une position sociale, par Louis Reybaud; illustré par J.-J. Grandville. 1 volume grand in-8, orné de 165 bois dans le texte, et de 35 grands bois tirés hors texte, gravés par Best et Leloir, d'après les dessins de J.-J. Grandville. Prix, br. avec couv. ornée d'après Grandville, 15 fr.; net, 12 fr.

Reliure percaline, ornée du blason de *Paturot*, tirée en couleurs, d'après les dessins de Grandville; filets, tranche dorée. . . . . 5 fr. 50

NOTRE-DAME DE PARIS

PAR VICTOR HUGO.

Édition illustrée de 50 à 60 magnifiques gravures sur acier et sur bois imprimées hors texte, d'un grand nombre de fleurons, frises, lettres ornées, culs-de-lampe, etc., d'après les dessins de MM. E. de Beaumont, L. Boulanger, Daubigny, T. Johannot, de Lemud, Meissonnier, C. Roqueplan, Steinheil. 1 vol. grand in-8, 20 fr.; net, 15 fr.

Reliure toile, tranche dorée, fers spéciaux. . . . . 5 fr. 50

ŒUVRES COMPLÈTES DE H. DE BALZAC

La *Comédie humaine*, nouvelle édition, illustrée de 121 vignettes d'après Johannot, Meissonnier, Gavarni, H. Monnier, Bertall, etc., et d'un portrait de l'auteur gravé sur acier. 20 vol. in-8 (chaque volume se vend séparément, 5 fr.), papier glacé, renfermant les 150 volumes des éditions précédentes, 100 fr.

LES ÉTRANGERS A PARIS

Par MM. Louis Desnoyers, J. Janin, Old-Nick, Stanislas Bellenger, Drouineau, Marco de Saint-Hilaire, Roger de Beauvoir. 1 vol. grand in-8, illustré de 400 grav., 15 fr. ; net 10 fr.

Reliure toile, tranche dorée. . . . . 5 fr. »

LES MYSTÈRES DE PARIS

Par Eugène Sue. Édition illustrée. 4 vol. gr. in-8, 40 fr.; net, 30 fr.

LE JUIF ERRANT

Par Eugène Sue. Édition illustrée par Gavarni. 4 vol. grand in-8, même format que les *Mystères de Paris*, 40 fr.; net, 30 fr.

Les 8 volumes ensemble des *Mystères* et du *Juif Errant*, 80 fr.; net, 50 fr.

Demi-reliure chagrin. (On peut faire relier 2 vol. en un.) Le vol. 3 fr. 50

LA FEMME

JUGÉE PAR LES GRANDS ÉCRIVAINS DES DEUX SEXES.

Riche et précieuse mosaïque de toutes les opinions émises sur la femme, depuis les siècles les plus reculés jusqu'à nos jours, par les philosophes, les moralistes, les Pères de l'Eglise, les conciles, les historiens, les poëtes, les économistes, les critiques, les satiriques, etc., etc., où l'on trouve la définition de la femme : sa Physiologie. — Son Histoire. — Sa condition chez tous les peuples. — Son caractère. — Ses habitudes. — Ses qualités. — Ses bons et mauvais instincts. — Ses penchants. — Ses passions. — Son influence. — En un mot, son passé, son présent et son avenir. Seul ouvrage qui réunisse un ensemble aussi complet et aussi varié sur les femmes. Par L.-J. Larcher. Avec une introduction de M. Bescherelle aîné, auteur du grand *Dictionnaire national* et du *Dictionnaire de tous les Verbes*. 1 beau volume grand in-8 jésus, papier glacé des Vosges, orné de magnifiques portraits gravés au burin par les plus célèbres artistes anglais. Prix : 16 fr.; relié toile mosaïque, tranches dorées, 21 fr.

SOUVENIRS D'UN AVEUGLE

Voyage autour du monde, par J. Arago, sixième édition, revue, augmentée, enrichie de notes scientifiques par F. Arago, de l'Institut. 2 vol. grand in-8 raisin, illustrés de 23 planches et portraits à part, et de 110 vignettes dans le texte. Brochés, 20 fr.; net, 15 fr.

Reliure toile, tranche dorée, le volume. . . . . 4 fr. »
Reliure des deux volumes en un. 4 fr. 50

REVUE PITTORESQUE

Volumes divers grand in-8, 4 fr. le volume.

OUVRAGES ILLUSTRÉS POUR LES ENFANTS.

JOLIS VOLUMES IN-8 ANGLAIS

Brochés, 3 fr. le vol. — Reliés toile mosaïque, dorés sur tranche, 5 fr.

L'ami des adolescents, par BERQUIN, illustré de bois dans le texte. 1 vol.

Astronomie pour la jeunesse, par BERQUIN, illustrée de bois dans le texte. 1 vol.

Histoire naturelle pour la jeunesse, par BERQUIN, illustrée de bois dans le texte. 1 vol.

Contes des fées, par CH. PERRAULT, 150 vignettes par JOHANNOT, etc. 1 vol.

Fables de Florian, illustrées d'un grand nombre de bois dans le texte. 1 vol.

Fables de la Fontaine, illustrées d'un grand nombre de vignettes dans le texte. 1 vol.

Le Livre des jeunes filles, par l'abbé DE SAVIGNY, 200 bois dans le texte 1 vol.

Le Livre des écoliers, par l'abbé DE SAVIGNY, 400 vignettes. 1 vol. (*Ce volume ne se vend pas séparément de la collection.*)

Paul et Virginie, par BERNARDIN DE SAINT-PIERRE, 100 vignettes par BERTALL. 1 vol.

Mystères du collége, par D'ALBANÈS, illustrés de 100 charmantes vignettes dans le texte. 1 vol.

La Pantoufle de Cendrillon, par A. HOUSSAYE, illustrée de 100 vignettes. 1 vol.

Alphabet français, nouvelle Méthode de lecture en 80 tableaux, illustré de 29 gravures, par madame DE LANSAC. 1 vol.

Les Nains célèbres, par A. D'ALBANÈS, et G. FATH, 100 vignettes. 1 vol.

Histoire d'un pion, par ALPHONSE KARR, illustrée par GÉRARD SÉGUIN. 1 vol.

Le Livre des petits enfants, par BALZAC, etc., 90 vignettes par SÉGUIN. 1 vol.

La Mythologie de la jeunesse, par L. BAUDET, 120 vignettes par SÉGUIN. 1 vol.

Histoire du véritable Gribouille, par GEORGE SAND, 100 vignettes par MAURICE SAND. 1 vol.

La Mère Michel et son chat, par LABÉDOLLIÈRE, vignettes par BERTALL. 1 vol.

Polichinelle, par OCTAVE FEUILLET, vignettes par BERTALL. 1 vol.

Les Fées de la mer, par ALPH. KARR, illustrées par LORENTZ. 1 vol.

Le Royaume des roses, par ARSÈNE HOUSSAYE, illustré par GÉRARD SÉGUIN. 1 vol.

La Bouillie de la comtesse Berthe, par ALEXANDRE DUMAS, 150 vignettes par BERTALL. 1 vol.

Trésor des fèves et Fleur des pois, par CHARLES NODIER, 100 vignettes par JOHANNOT. 1 vol.

Monsieur le Vent et madame la Pluie, par P. DE MUSSET, 120 vignettes par SÉGUIN. 1 vol.

Aventures merveilleuses et touchantes du prince Chènevis et de sa jeune sœur, par LÉON GOZLAN, 100 vignettes par BERTALL. 1 vol.

Le Prince Coqueluche, par ÉDOUARD OURLIAC, vignettes par DELMAS. 1 vol.

Aventures de Tom Pouce, par P.-J. STAHL, 120 vign. par BERTALL. 1 vol.

Le Vicaire de Wakefield, traduit par CH. NODIER, illustré de vignettes dans le texte. 2 vol.

JOLIS VOLUMES GRAND IN-18 ANGLAIS

Brochés, 3 fr. 50 c. — Reliés toile, dorés sur tranche, 5 fr. 50

Silvio Pellico. — Mes Prisons, suivies des Devoirs des hommes. Traduction nouvelle, par le comte H. DE MESSEY. 1 vol. grand in-18 jésus, orné de 8 jolies vignettes sur acier.

Voyages de Gulliver, par SWIFT. Traduction nouvelle, précédée d'une Notice biographique et littéraire par WALTER SCOTT. 1 vol. orné de 8 jolies vignettes.

ŒUVRES DE J.-N. BOUILLY DESTINÉES A LA JEUNESSE

NOUVELLE ÉDITION AVEC VIGNETTES, 8 VOL. GRAND IN-18 JÉSUS FORMAT ANGLAIS

Contes à ma fille. 1 vol.

Conseils à ma fille. 1 vol.

Les Encouragements de la jeunesse. 1 vol.

Contes offerts aux jeunes enfants de France, et les **Jeunes élèves** (réunis). 1 vol.

Contes populaires. 1 vol.

Causeries et **Nouvelles Causeries** (réunis). 1 vol.

Contes à mes petites amies. 1 vol.

Les Jeunes Femmes. 1 vol., orné du portrait de l'auteur.

ŒUVRES DE Mmes SW. BELLOC ET A. MONTGOLFIER

Grave et gai, rose et gris. Troisième édition. 1 vol. grand in-18 jésus (format anglais), orné de 8 lithographies, par LOUIS LASSALLE.

ŒUVRES DE Mme EUGÉNIE FOA

Le Petit Robinson de Paris, ou le Triomphe de l'industrie. Troisième édition. 1 vol. grand in-18 jésus (format anglais), orné de 6 vignettes imprimées à deux teintes.

Contes historiques. Nouvelle édit. 1 vol. grand in-18 jésus, orné de de 6 grav. sur acier.

Six histoires de jeunes filles. Nouvelle édition. 1 vol. grand in-18 jésus, orné de 6 gravures sur acier.

Contes à ma sœur Léonie. Heures de récréation. Nouvelle édition. 1 vol. grand in-18 jésus, orné de 6 vignettes, par LOUIS LASSALLE.

Les Petits Musiciens. Nouvelle édition. 1 vol. grand in-18 jésus (format anglais), orné de 6 lithographies, par LOUIS LASSALLE.

L'AMI DES ENFANTS

Par BERQUIN, 1 vol. grand in-8, illustré de 150 gravures, 10 fr.; relié à l'anglaise, toile, tr. dorées, 14 fr.

ROBINSON SUISSE

Par M. WYSS, avec la suite donnée par l'auteur, traduit de l'allemand par madame ELISE VOIART ; précédé d'une Notice de CHARLES NODIER. 1 volume grand in-8 jésus, illustré de 200 vignettes d'après les dessins de M. Ch. Lemercier, 12 fr.

Demi-reliure maroquin, plats en toile, tranche dorée . . . . . . 6 fr. »

AVENTURES DE ROBINSON CRUSOÉ

Par DE FOÉ, illustrées par Grandville. 1 beau vol. grand in-8 raisin. Prix: 10 fr.

Reliure toile mosaïque, tranche dorée. . . . . 4 fr. 50

VOYAGES ILLUSTRÉS DE GULLIVER

Dessins par Grandville. 1 beau vol. in-8, sur papier satiné et glacé. Prix : 10 fr.

Reliure toile mosaïque, tranche dorée. . . . . 4 fr. »

FABLES DE FLORIAN

1 vol. grand in-8, illustré par Grandville de 80 grandes gravures et 25 vignettes dans le texte, 10 fr.

Reliure toile, tranche dorée. . . . . 4 fr. 50

FABLES DE FLORIAN

Illustrées de 8 bois tirés à part et de dessins sur bois dans le texte, par BATAILLE. 1 vol. grand in-8, 6 fr.

Reliure toile mosaïque, tranche dorée. . . . . 3 fr. 50

AUTOUR DE LA TABLE

Albums petit in-4 illustrés, 5 fr. chaque album.

Reliure toile, tranche dorée. Le volume. . . . . 2 fr. 25

DE LA CHASSE ET DE LA PÊCHE. 1 vol.
DES RÉBUS. 1 vol.
DE CRYPTOGAME. 1 vol.
DE LA MODE. 110 dessins, 1 vol.
LE JOUR DE L'AN ET LE RESTE DE L'ANNÉE, ill. de 505 caricatures par Cham. 1 vol.

FABLES DE LA FONTAINE

Illustrations de Grandville. 1 superbe vol. grand in-8, sur papier jésus, glacé, satiné, avec encadrement des pages et un sujet à chaque fable. Edition unique par le talent, la beauté et le soin qui y ont été apportés. Prix : 18 fr.; net, 15 fr.

Reliure toile mosaïque, doré sur tranche. . . . . 6 fr.

PAUL ET VIRGINIE

Suivi de la *Chaumière indienne*, par BERNARDIN DE SAINT-PIERRE. 1 beau v. in-12 (format Charpentier) orné de 75 grav. Broché, 3 fr.

Reliure toile, tranche dorée. . . . . 1 fr. 50

PAUL ET VIRGINIE (ÉDITION FURNE).

Suivi de la *Chaumière indienne*, par J.-H. BERNARDIN DE SAINT-PIERRE. Illustré d'un grand nombre de vignettes sur bois par Tony Johannot, Meissonnier, Français, Isabey, etc., etc.; de sept portraits sur acier et d'une carte de l'île de France; précédé d'une notice historique et littéraire sur Bernardin de Saint-Pierre, par M. C.-A. SAINTE BEUVE, de l'Académie française. Nouvelle édit., augmentée d'un abrégé de la Flore de l'île de France. 1 beau vol. grand in-8, 15 fr.

Reliure, toile mosaïque, tranche dorée. . . . . 5 fr. »

LE VICAIRE DE WAKEFIELD

Par GOLDSMITH, traduction par CH. NODIER. Nouvelle édition illustrée de 10 gravures sur acier, par TONY JOHANNOT. 1 vol. grand in-8 jésus, 10 fr.

Reliure toile mosaïque. . . . . 5 fr. 50

REVUE CATHOLIQUE

Recueil illustré d'environ 800 gravures. 1 vol. grand in-8, 5 fr.

Reliure toile, tranche dorée. . . . . 3 fr. 50

BERQUIN

Histoire naturelle pour la jeunesse, illustrée de 12 belles lithographies coloriées, dont 6 sujets de fleurs, oiseaux et papillons, et de 150 bois dans le texte. 1 beau vol. gr. in-8, 8 fr.

Reliure toile mosaïque, tranche dorée.. . . . . 12 fr. 50

PAUL ET VIRGINIE (ÉDITION V. LECOU)

Suivi de la *Chaumière indienne*, par BERNARDIN DE SAINT-PIERRE; nouvelle édition richement illustrée de 120 bois dans le texte et de 14 grav. sur chine, tirées à part. 1 vol. gr. in-8 jésus, 8 fr.

Reliure toile mosaïque, riche plaque spéciale, tr. dorée.. . 5 fr. »
— demi-chagrin, plats en toile, tranche dorée. 5 50

CONTES DES FÉES DE CHARLES PERRAULT

Illustrés de 15 lithographies tirées à part et de dessins sur bois par MM. Gavarni, etc, 1 vol. grand in-8, 6 fr.

Reliure toile mosaïque. . . . . 3 fr. 50

MES PRISONS

PAR SYLVIO PELLICO

Suivies du Discours sur les devoirs des hommes, traduction nouvelle par M. le comte H. DE MESSEY, revue par le vicomte ALBAN DE VILLENEUVE; précédées d'une introduction contenant des détails biographiques entièrement inédits sur l'auteur, sur ses compagnons de captivité, sur les prisons d'Etat, par M. V. PHILIPPON DE LA MADELEINE.

Quatre-vingts vignettes sur acier, gravées d'après les dessins de MM. Gerard Seguin, Trimolet, Steinheil, Daubigny, etc., avec fleurons et culs-le-lampe gravés sur bois, 1 vol. grand in-8, 12 fr.

Reliure toile mosaïque, tr. dorées, *en sus*.. . . . . 5 fr.

SILVIO PELLICO

Mes prisons, traduction de M. ANTOINE DE LATOUR, illustrées par TONY JOHANNOT de 100 beaux dessins gravés sur bois. Nouvelle édition. Paris, 1855. 1 vol. grand in-8 jésus vélin, glacé, satiné, relié toile, tranche dorée, plaque spéciale, 15 fr.

FABLES DE LACHAMBEAUDIE

Précédées d'une introduction par Béranger; illustrées de 14 grav. sur acier, du portrait de l'auteur et de jolies vignettes dans le texte. 1 magnifique vol. grand in-8, 10 fr. (*Ouvrage couronné par l'Académie.*)

Reliure toile mosaïque, plaque spéciale, tranche dorée.. . . . 4 fr. 50

HISTOIRE DE L'AMÉRIQUE

Par J.-H. Campe, précédée d'un Essai sur la vie et les ouvrages de l'auteur, par Ch. Saint-Maurice. 1 vol. grand in-8 raisin, illustré de 120 bois dans le texte et à part, 10 fr.

Reliure toile mosaïque, tranche dorée.. . . . . 4 fr. 50
— toile, tranche dorée. . . . . 4 »

PREMIERS VOYAGES EN ZIGZAG

EXCURSIONS D'UN PENSIONNAT EN VACANCES DANS LES CANTONS SUISSES ET SUR LE REVERS ITALIEN DES ALPES

Par R. Topffer, magnifiquement illustrés, d'après les dessins de l'auteur, de 54 grands dessins par Calame, et d'un grand nombre de bois dans le texte; nouvelle édition, imprimée par Plon frères. 1 vol. grand in-8 jésus, papier glacé satiné, 12 fr.

Reliure toile mosaïque, riche plaque spéciale, tr. dor.. . . . . . 6 fr. »
— demi-chagrin, plats toile, tranche dorée. . . . . 6 »

NOUVEAUX VOYAGES EN ZIGZAG

A LA GRANDE CHARTREUSE, AU MONT BLANC, DANS LES VALLÉES D'HERENZ, DE ZERMATT, AU GRIMSEL ET DANS LES ÉTATS SARDES

Par R. Topffer, splendidement illustrés de 48 gravures sur bois tirées à part et de 320 sujets dans le texte, dessinés d'après les dessins originaux de Topffer, par MM. Calame, Karl Girardet, Français, d'Aubigny, de Bar, Forest, Hadamar, Elmeric, Stopp. Gagnet, Veyrassat, et gravés par nos meilleurs artistes. 1 vol. gr. in-8 jésus, papier glacé sat., imprimé par Plon frères, 16 fr.

Reliure toile mosaïque, riche plaque spéciale tranche dorée. . . . . 6 fr »
— demi-chagrin, plats toile, tr. dorée. . . . . 6 »

LES NOUVELLES GÉNEVOISES

Par Topffer, illustrées d'après les dessins de l'auteur, au nombre de 610 dans le texte et 40 hors texte; gravures par Best, Leloir, Hotelin et Régnier. 1 charm. v. in-8 raisin. Prix broché, 12 fr. 50

LA BRETAGNE

Par J. Janin, illustrée de belles vignettes sur acier, de planches d'armoiries, de costumes coloriés, tirés à part, et d'un grand nombre de vignettes sur bois dans le texte. 1 beau vol. grand in-8 jésus. 20 fr.

Reliure en toile mosaïque, plaque spéciale, tranche dorée.. . 6 fr. »

BIBLIOTHÈQUE CHOISIE

Collection des meilleurs ouvrages français et étrangers, anciens et modernes, format grand in-18 (dit anglais), papier jésus vélin. Cette collection est divisée par séries. La première et la deuxième séries contiennent des volumes de 400 à 500 pages, au prix de 3 fr. 50 c. le vol., pour la première série, et net 2 fr. 75 c. pour la deuxième série. La troisième série est composée de volumes de 250 pages environ, à 1 fr. 75 c. le vol. La majeure partie des volumes est ornée d'une vignette ou d'un portrait sur acier.

OUVRAGES PUBLIÉS

1re Série. — Volumes à 3 fr. 50 cent.

ŒUVRES DE J. REBOUL, de Nîmes : Poésies diverses; le Dernier Jour, poëme. 1 vol. avec portrait.

SAINTE-BEUVE. Etude sur Virgile, suivie d'une Etude sur Quintus de Smyrne. 1 vol.

MARIE, LA FLEUR D'OR, PRIMEL ET NOLA, par A. Brizeux. 1 vol.

RAPHAEL. Pages de la vingtième année, par A. de Lamartine. 3e édit., 1 vol.

HISTOIRE INTIME DE LA RUSSIE sous les empereurs *Alexandre* et *Nicolas*, par J.-M. Schnitzler. 2 forts vol.

LETTRES SUR LA RUSSIE. 2e édition entièrement refondue et considérablement augmentée, par X. Marmier. 1 vol.

LETTRES SUR LE NORD. Danemark, Suède, Norvége, Laponie et Spitzberg, par X. Marmier. 1 vol. avec 2 jolies vignettes.

DU DANUBE AU CAUCASE, voyages et littérature, par X. Marmier. 1 vol.

LES PERCE-NEIGE, nouvelles du Nord, traduites par X. Marmier, auteur des *Lettres sur la Russie*. 1 vol.

DICTIONNAIRE DU PÊCHEUR, traité de la pêche en eau douce et en eau salée, par Alphonse Karr. 1 vol.

ŒUVRES COMPLÈTES D'OSSIAN, nouvelle traduction, par A. Lacaussade. 1 vol.

CORRESPONDANCE DE JACQUEMONT avec sa famille et plusieurs de ses amis pendant son voyage dans l'Inde (1828-1832). Nouvelle édition, augmentée de lettres inédites et d'une carte. 2 vol.

CAUSERIES DU LUNDI, par M. Sainte-Beuve, de l'Académie française. Ce charmant recueil, renfermant des appréciations aussi justes que spirituelles sur les personnages les plus éminents, se compose de 12 vol. grand in-18. Chaque volume, contenant des articles complets, se vend séparément.

SCÈNES D'ITALIE ET DE VENDÉE, par J. Crétineau-Joly. 1 vol. in-18.

CURIOSITÉS DRAMATIQUES ET LITTÉRAIRES, par M. Hippolyte Lucas. 1 vol.

ŒUVRES DE E.-T.-A. HOFFMANN, traduites de l'allemand par Loeve-Weimar. Contes fantastiques. 2 vol.

ORATEURS ET SOPHISTES GRECS. Choix de harangues, d'éloges funèbres, de plaidoyers criminels et civils, etc. 1 vol.

BALLADES ET CHANTS POPULAIRES DE L'ALLEMAGNE. Traduction nouvelle, par Séb. Albin. 1 vol.

ESSAIS D'HISTOIRE LITTÉRAIRE, par M. Géruzez. 2 vol. 1er volume : *Moyen âge et Renaissance*. 2e volume : *Temps modernes*.

LA MUSIQUE ANCIENNE ET MODERNE, par Scudo. Nouveaux mélanges de critique et de littérature musicales. 1 vol.

COURS D'HYGIÈNE, par le docteur A. Tessereau, professeur d'hygiène; ouvrage couronné par l'Académie impériale de médecine. 1 vol.

ÉLÉMENTS DE L'ÉCONOMIE POLITIQUE, exposé des notions fondamentales de cette science et de l'organisation économique de la société, par Joseph Garnier, professeur à l'École des ponts et chaussées. 3e édition française, refondue et augmentée. 1 vol. grand in-18 anglais.

GARNIER. Du principe de population. 1 v.

MÉLANGES DE MORALE ET D'ÉCONOMIE POLITIQUE, par Benjamin Franklin. 1 vol. in-18.

ÉCONOMIE POLITIQUE ou Principes de la science des richesses, par Joseph Droz 3e édition. 1 vol. in-18.

ESSAI SUR LA PHILOSOPHIE SOCIALE, par Ch. Dollfus. 1 vol. grand in-18.

VIES DES DAMES GALANTES, par le seigneur de Brantôme. Nouvelle édition, revue et corrigée sur l'édition de 1740, avec des remarques historiques et critiques. 1 vol.

NOUVEAU SIÈCLE DE LOUIS XIV, ou choix de chansons historiques et satiriques presque toutes inédites, de 1634 à 1712, accompagnées de notes, par le traducteur de la *Correspondance de Madame*, duchesse d'Orléans. 1 vol. grand in-18.

LÉGENDES DU NORD, par Michelet. 1 vol.

EXCURSION EN ORIENT, l'Égypte, le mont Sinaï, l'Arabie, la Palestine, la Syrie, le Liban, par le comte Ch. de Pardieu. 1 vol.

ÉDUCATION PROGRESSIVE, ou Étude du cours de la vie, par madame Necker de Saussure. 2 vol.

Ouvrage qui a obtenu le prix Montyon.

JÉRUSALEM DÉLIVRÉE, traduction en prose, par M. V. Philippon de la Madeleine, membre de la Société de l'Histoire de France, etc., augmentée d'une description de Jérusalem, par M. de Lamartine, de l'Académie française. 1 vol.

LETTRES ADRESSÉES A M. VILLEMAIN, secrétaire perpétuel de l'Académie française, sur la *Méthode* en général et sur la définition du mot *fait*, etc., par M. E. Chevreul, de l'Académie des sciences. 1 vol.

2e Série. — Volumes, au lieu de 3 fr. 50 c., net, 2 fr. 75 c.

MESSIEURS LES COSAQUES, par MM. Taxile Delord, Clément Caraguel, et Louis Huart. 100 vignettes par Cham. 2 vol.

ES MONDES NOUVEAUX, voyage anecdotique dans l'océan Pacifique, par Paulin Niboyet. 1 vol. in-18.

HISTOIRE LITTÉRAIRE française et étrangère, etc., par Girault de Saint-Fargeau. 1 vol. in-18.

LES HOMMES ET LES MŒURS EN FRANCE, sous le règne de Louis-Philippe, par Hippolyte Castille. 1 vol.

HORACE JUVÉNAL ET PERSE, œuvres complètes, trad. par Nisard. 1 vol.

TÉRENCE, trad. par Nisard. 1 vol.

HENRI MONNIER. Scènes populaires, etc. 2 vol.

LA RAISON DU CHRISTIANISME, ou Preuves de la vérité de la religion, par de Genoude. 6 vol.

ROMANS, CONTES ET NOUVELLES, par Arsène Houssaye. 2 vol.

DEVANT LES TISONS, par Alphonse Karr, 1 vol.

VOYAGE EN BULGARIE, par Blanqui. 1 vol. in-18.

LA LIGUE, scènes historiques, par Vitet. Les barricades, mort de Henri III, les Etats de Blois. 2 vol. in-18.

LETTRES SUR L'ANGLETERRE (Souvenirs de l'Exposition universelle), par Edmond Texier. 1 vol. grand in-18.

ŒUVRES POLITIQUES DE MACHIAVEL. Traduction revue et corrigée, contenant le *Prince* et le *Discours sur Tite-Live*. 1 vol.

MÉMOIRES, CORRESPONDANCE ET OUVRAGES INÉDITS DE DIDEROT, publiés sur les manuscrits confiés en mourant par l'auteur à Grimm. 2 vol.

VOYAGES DE GULLIVER, par Swift. Trad. nouvelle, précédée d'une notice biographique et littéraire par Walter Scott. 1 vol.

3e Série. — Volumes, au lieu de 3 fr. 50 c., net, 1 fr. 75 c.

ROSA ET GERTRUDE, par R. Topffer, précédées de notices sur la vie et les ouvrages de l'auteur, par MM. Sainte-Beuve et de la Rive. 1 vol.

RÉFLEXIONS ET MENUS PROPOS D'UN PEINTRE GENEVOIS, ou Essai sur le beau dans les Arts; œuvres posthumes de R. Topffer, précédées d'une notice sur sa vie et ses ouvrages. 2 vol.

SYLVIO PELLICO, *Mes Prisons*, traduites par le comte de Messey. 1 vol. in-18.

BOCCACE. Contes. 1 vol. grand in-18.

MÉMOIRES COMPLETS ET AUTHENTIQUES DU DUC DE SAINT-SIMON, sur le siècle de Louis XIV et la Régence, publiés sur le manuscrit original entièrement écrit de la main de l'auteur, ex-pair de France, etc. Nouv. édit., revue et corrigée. 40 vol., dont 2 de tables, avec 38 portraits gravés sur acier.

SOUVENIRS DE LA MARQUISE DE CRÉQUI (1718-1803). Nouv. édit., revue, corrigée et augmentée de notes. 10 vol. avec gravures sur acier.

HISTOIRE DE NAPOLÉON, par ELIAS REGNAULT, ornée de 8 gravures sur acier d'après Raffet et de Rudder. 4 vol. gr. in-18 jésus, contenant la matière de 8 v. in-8.

CONGRÈS DE VÉRONE. Guerre d'Espagne, négociations, colonies espagnoles, par CHATEAUBRIAND. 2 vol.

L'HOMME AUX TROIS CULOTTES, par PAUL DE KOCK. 1 vol.

JOLIE FILLE DU FAUBOURG, par le même. 1 vol.

ŒUVRES DE GEORGE SAND

INDIANA. 1 vol.

JACQUES. 1 vol.

LE SECRÉTAIRE INTIME, LEONE-LEONI 1 v.

ANDRÉ, LA MARQUISE, MÉTELLA, LAVINIA, MATTÉA. 1 vol.

LÉLIA ET SPIRIDION. 2 vol.

LA DERNIERE ALDINI, LES MAITRES MOSAISTES. 1 vol.

SIMON, L'USCOQUE. 1 vol.

LE COMPAGNON DU TOUR DE FRANCE. 1 v.

MÉLANGES. 1 vol.

HORACE. 1 vol.

4e Série. — Volumes au lieu de 3 fr. 50 c. et 1 fr. 75 c., net 1 fr. 25 cent.

APPLICATION DE LA GÉOGRAPHIE A L'HISTOIRE, ou Etude élémentaire de géographie et d'histoire générale comparées, par EDOUARD BRACONNIER, membre de l'Université et de plusieurs Sociétés savantes. Ouvrage classique, précédé d'une Introduction, par BESCHERELLE aîné, de la Bibliothèque du Louvre. 2 beaux vol.

DE L'INSTRUCTION PUBLIQUE EN FRANCE, par E. DE GIRARDIN. 1 vol.

MÉMORIAL DE SAINTE-HÉLÈNE, par le comte de LAS CASES. Nouvelle édition, revue par l'auteur. 9 vol., 9 grav.

COMÉDIES DE S. A. R. LA PRINCESSE AMÉLIE DE SAXE, traduites de l'allemand, par PITRE-CHEVALIER. 1 vol. avec portrait.

FABLES LITTÉRAIRES, par D. THOMAS DE IRIARTE, traduites en vers de l'espagnol par C. Lemesle, précédées d'une introduction par Emile Deschamps. 1 v. avec vignette.

L'ANE MORT ET LA FEMME GUILLOTINÉE, par JULES JANIN. 1 vol. avec vign.

LE CHEVALIER DE SAINT-GEORGES, par ROGER DE BEAUVOIR. 2e édition. 4 vol. avec vignettes.

FRAGOLETTA, NAPLES ET PARIS EN 1799, par H. DE LATOUCHE. Nouv. édit. 2 vol, ornés de deux vignettes.

UNE SOIRÉE AU THÉATRE-FRANÇAIS (24 avril 1841) : le Gladiateur, le Chêne du roi, par ALEX. SOUMET et madame GABRIELLE D'ALTENHEIM. 1 vol.

LE MAÇON, mœurs populaires, par MICHEL RAYMOND. 2 vol. avec vign.

FORTUNIO, par THÉOPHILE GAUTIER. 1 v. orné d'une vignette.

DE BALZAC. REVUE PARISIENNE. Nouvelles et profils critiques des auteurs contemporains. 3 vol. réunis en 1 fort vol. in-32.

VOYAGE A VENISE, par ARSÈNE HOUSSAYE. 1 vol. in-18, imprimé sur papier vélin.

LES SATIRIQUES DES DIX-HUITIÈME ET DIX-NEUVIÈME SIÈCLES. Première série contenant Gilbert, Despaze, M. J. Chénier, Rivarol. Satires diverses. 1 vol.

ŒUVRES DE M. FLOURENS

SECRÉTAIRE PERPÉTUEL DE L'ACADÉMIE DES SCIENCES, MEMBRE DE L'ACADÉMIE FRANÇAISE, ETC.

Il serait inutile d'insister ici sur le mérite des œuvres de M. FLOURENS. Leur succès et leur débit en disent plus que tous les éloges. Le succès populaire ne leur est pas moins assuré que le succès scientifique.

Histoire de la découverte de la circulation du sang. 2e édition, revue, corrigée et augmentée. 1 vol. grand in-18 anglais. . . . 3 fr. 50

Recueil des Éloges historiques lus dans les séances publiques de l'Académie des sciences. 2 vol. grand in-18 anglais à. . . . . 3 fr. 50

De la Longévité humaine et de la quantité de vie sur le globe. 3ᵉ édition revue et augmentée. 1 vol. grand in-18 anglais. Prix. . . . . 3 fr. 50

Histoire des travaux et des idées de BUFFON. 2ᵉ édition, revue et augmentée. 1 vol. grand in-18 anglais. Prix. . . . . 3 fr. 50

Cuvier. — Histoire de ses travaux. 2ᵉ édition, revue et augmentée 1 vol. grand in-18. Prix. . . . . 3 fr. 50

Fontenelle, ou de la philosophie moderne relativement aux sciences physiques. 1 vol. grand in-18 anglais. Prix. . . . . 2 fr. »

De l'Instinct et de l'intelligence des animaux. 3ᵉ édition entièrement refondu et augmentée. 1 vol. grand in-18 anglais. Prix. . . . . 2 fr. »

Examen de la Phrénologie. 3ᵉ édition, augmentée d'un Essai physiologique sur la folie. 1 vol. grand in-18 anglais Prix. . . . . . . 2 fr. »

ŒUVRES DE RABELAIS

Augmentées de plusieurs fragments et de deux chapitres du cinquième livre restitués d'après un manuscrit de la Bibliothèque impériale, et précédées d'une notice historique sur la vie et les ouvrages de Rabelais. Nouvelle édition revue sur les meilleurs textes, et particulièrement sur les travaux de J. LE DUCHAT, de S. DE L'AULNAYE, et de P.-L. JACOB, bibliophile; éclaircie, quant à l'orthographe et à la ponctuation, accompagnée de notes succinctes et d'un glossaire, par LOUIS BARRÉ, ancien professeur de philosophie. 1 fort volume grand in-18, papier glacé satiné, de 650 pages. 3 fr. 50 c.

ANACRÉON

Traduit en vers par M. HENRY VESSERON, édition nouvelle. 1 volume grand in-18. 2 fr.

TRAITE DE CHIMIE APPLIQUÉE AUX ARTS

Par M. DUMAS, sénateur, ancien ministre, membre de l'Académie des sciences, et de l'Académie de médecine, etc. 8 vol. in-8 et 2 atlas in-4, édition de Liége, introduite en France avec l'autorisation de l'auteur. 150 fr., net 125 fr.

Cet ouvrage, dont l'édition française est aujourd'hui totalement épuisée, et que recommande si puissamment le nom de M. Dumas, fait autorité dans la science. Il est indispensable aux industriels comme aux savants. C'est un livre essentiellement pratique où les fabricants puiseront les plus utiles notions sur toutes les applications de la chimie. Le traité de M. Dumas a jeté une vive lumière sur cet intéressant sujet, et son succès est aujourd'hui européen.

HEURES DE L'ENFANCE

Poésies religieuses, poésies récréatives et méditations, illustrées de jolies vignettes sur acier, encadrements, lettres ornées, fleurons, frontispices, or et couleur. 1 vol. in-8, 8 fr.; net, 6 fr. 50 c.; reliure toile mosaïque, 3 fr. 50.

TRADUCTIONS NOUVELLES
DES AUTEURS LATINS

AVEC LE TEXTE EN REGARD

OU

BIBLIOTHÈQUE LATINE-FRANÇAISE

PUBLIÉE PAR M. C.-L.-F. PANCKOUCKE

CHAQUE AUTEUR SE VEND SÉPARÉMENT

Au lieu de SEPT francs le volume in-8, TROIS francs CINQUANTE cent.

Papier des Vosges, non mécanique, caractères neufs.

Nous avons l'honneur de prévenir MM. les amateurs de livres que nous venons d'acquérir la Bibliothèque latine, dite de Panckoucke, formée des principaux auteurs latins : cette collection a acquis, dans le monde savant, une haute réputation, tant par la fidélité de la traduction et par l'exactitude du texte qui se trouve en regard que par les notices et les notes savantes qui l'accompagnent, et surtout par la précision de leurs rédactions. Nous avons diminué de moitié le prix de publication de chaque volume, composé de 30 à 35 feuilles in-8°.

La plupart de ces ouvrages, convenables aux études des collèges, sont adoptés par le Conseil de l'Université.

PREMIÈRE SÉRIE

ŒUVRES COMPLÈTES DE CICÉRON

TRADUITES EN FRANÇAIS. 36 VOL. IN-8

Les *Œuvres complètes de Cicéron*, publiées au prix de 7 fr. le volume, ont été jusqu'ici d'une acquisition difficile. Nous avons pensé en assurer le débit et les rendre accessibles à tous les amateurs de la belle et grande latinité, au moyen d'un rabais considérable sur le prix de l'ouvrage. Les *Œuvres de Cicéron* doivent figurer au premier rang dans la bibliothèque de tout homme lettré; mais beaucoup d'acheteurs reculaient devant une acquisition très-coûteuse. En faciliter l'achat et le rendre désirable par l'attrait du bon marché est donc une combinaison qui ne peut manquer de réussir. — Cette édition est celle de la Bibliothèque Panckoucke, dont nous sommes acquéreurs.

ŒUVRES COMPLÈTES DE TACITE

TRADUITES EN FRANÇAIS. VOL. IN-8

Tacite, signalé par Racine comme le plus grand peintre de l'antiquité, est un des auteurs latins qu'on recherche le plus, et dont les œuvres sont d'un débit constant et assuré. Cette édition est fort estimée, soit pour la traduction, soit pour la correction du texte. Le format (bibliothèque Panckoucke) en est commode et maniable.

ŒUVRES COMPLÈTES DE QUINTILIEN

TRADUITES EN FRANÇAIS. 6 VOL. IN-8

Les *Œuvres de Quintilien* font loi en matière de critique comme en matière d'éducation. Elles s'adressent donc à un grand nombre de lecteurs, et le bon marché, de même que l'excellence de la traduction, doit en faciliter la vente.

Nous appelons spécialement l'attention sur ces trois derniers ouvrages, si indispensables à tous ceux qui s'occupent de latinité, et mis par leur prix réduit, à la portée d'un grand nombre d'acheteurs. Il n'est point d'avocat qui ne soit désireux, par exemple, d'acquérir les *Œuvres de Cicéron*, jadis si coûteuse, et maintenant réduites à la plus simple expression du bon marché.

Tacite, traduction nouvelle par M. C.-L.-F. PANCKOUCKE....... 7 v.
(Chaque partie se vend séparément 4 fr. le vol.)

T. 1,2,3. *Annales*, avec une planche gravée.
T. 4 et 5. *Histoires.*
Tome 6. *La Germanie. Vie de Julius Agricola. Des Orateurs.*
Tome 7. Nouvel index. — Diss. sur les Mss. Bibliographie de près de 1,100 éditions de Tacite. — Deux planches *fac simile.*

César, trad. nouv. par M. ARTAUD, insp. de l'Acad. de Paris, avec une Notice par M. LAYA, de l'Académie française.. .... 3 v.

Justin, traduct. nouv. par MM. J. PIERROT, ex-proviseur du collége royal de Louis-le-Grand, et BOITARD, avec une notice par M. LAYA. 2 v.

Florus, trad. nouv. par M. RACON, prof. d'histoire, avec une Notice par M. VILLEMAIN, de l'Académie française.......................... 1 v.

Velleius Paterculus, trad. nouv. par M. DESPRÉS.......... 1 v.

Valère-Maxime, trad. nouv. par M. FRÉMION, professeur au lycée Charlemagne............. 5 v.

Pline le jeune, trad. nouv, de DE SACY, revue et corrigée par M. J PIERROT.............. 3 v.

Cicéron, ŒUVRES COMPLÈTES...36 v.
(Chaque partie se vend séparément 4 fr. le vol.)

Tomes		
1	*Histoire de Cicéron*, par M. DE GOLBÉRY. *Rhétorique à Herennius*, par M. DELCASSO, professeur au lycée impérial de Strasbourg.	1 v.
2	*L'Invention*, par MM. CHARPENTIER, inspecteur de l'Académie, et E. GRESLOU.	1 v.
3-4	*De l'Orateur*, par M. ANDRIEUX, de l'Acad. franç. *Dialogues sur les Orateurs illustres*, par M. DE GOLBÉRY.	2 v.
5	*L'Orateur*, par M. AGNANT, professeur de rhétorique au collége roy. de Bourges. *Les Topiques*, par M. DELCASSO. *Les Partitions Oratoires*, par M. BOMPART. *Des Orateurs parfaits*, par M. E. GRESLOU.	1 v.
6-17	*Oraisons*, par MM. GUÉROULT jeune, J.-N.-M. DE GUERLE, CH. DU ROZOIR.	12 v.
18-26	*Lettres : Lettres à Brutus ; Lettre à Octave ; Fragments*, par MM. DE GOLBÉRY et J. MANGEART, prof. de philosophie au collége de Valenciennes.	9 v.
27-29	*Académiques*, par M. DELCASSO. *Des vrais Biens et des vrais Maux*, par M. STIÉVENART, professeur à la Faculté des Lettres de Dijon. *Les Tusculanes*, par M. MATTER, insp. gén. des études.	3 v.
30	*De la nature des Dieux*, par M. MATTER.	1 v.
31	*De la Divination*, par M. DE GOLBÉRY. *Du Destin*, par M. J. MANGEART.	1 v.
32	*Des Devoirs*, par M. STIÉVENART. *Dialogue sur la Vieillesse*, par M. J. PIERROT.	1 v.

33 *Dialogue sur l'Amitié*, par M. J. PIERROT. *Paradoxes*, par M. PÉRICAUD, bibliot. de la ville de Lyon. *Demande du Consulat*, par M. L. CHEVALIER, professeur de philosophie. *Consolation*, par M. J. MANGEART. 1 v.

34 *Du Gouvernement*, par M. LIEZ. *Sur l'Amnistie*, par M. J MANGEART. 1 v.

35 *Des Lois*, par M. CHARPENTIER. *Fragments des Douze Tables. Discours au peuple et aux chevaliers romains apres son exil*, par M. J. MANGEART. 1 v.

36 et dernier *Invectives de Salluste contre Cicéron*, et *Réponse de Cicéron à Salluste*, par M. PÉRICAUD. *Timée; Protagoras; l'Économique*, p. M. J. MANGEART. *Phénomènes d'Aratus; Fragments des Poëmes*, par M. AJASSON DE GRANDSAGNE. *Fragments des Oraisons*, par M. DU ROZOIR; *Fragm. des ouvrages philosophiques, etc.*, par M. E. GRESLOU. *Tableau Synchronique* de la Vie et des Ouvrages de Cicéron, par A. LUCAS. 1 v.

Quintilien, traduct. nouv. par M. OUIZILLE, chef de bureau au ministère de l'intérieur........ 6 v.

Horace, trad. nouv. p. MM. AMAR, ANDRIEUX, ARNAULT, BIGNAN, CHARPENTIER, CHASLES, DARU, FÉLETZ, DE GUERLE, LÉON HALEVY, LIEZ. NAUDET, OUIZILLE, C.-L.-F. PANCKOUCKE, ERNEST PANCKOUCKE, DE PONGERVILLE, DU ROZOIR, ALPHONSE TROGNON........ 2 v.

Juvénal, trad. de M. DUSAULX, revue par M. J. PIERROT........ 2 v

Perse, Turnus, Sulpicia, trad. nouv. par M. A. PIERROT, ex-prof. au collége royal de St-Louis. 1 v.

Ovide, *Métamorphoses*, par M. GROS, inspecteur de l'Académie. 3 v.

Lucrèce, trad. nouv. en prose, par M. DE PONGERVILLE, de l'Acad. française, avec une Notice et l'Exposition du système d'Epicure, par M. AJASSON DE GRANDSAGNE.. 2 v.

Claudien, traduct. nouvelle, par MM. HÉGUIN de GUERLE et ALPH. TROGNON.................... 2 v.

Valerius Flaccus, trad. pour la première fois en prose par M. CAUSSIN DE PERCEVAL, membre de l'Institut................ 1 v.

Stace, traduction nouvelle :

Tome 1... *Silves*, par MM. RINN, prof. au coll. Rollin, et ACHAINTRE.....

T. 2, 3, 4. *La Thébaïde*, par MM. ACHAINTRE et BOUTTEVILLE, professeur. *L'Achilléide*, par M. BOUTTEVILLE..... 4 v.

Phèdre, trad. nouv. par M. E. PANCKOUCKE. — Avec un *fac-simile* du manuscrit découvert à Reims, par le P. Sirmond, en 1608. 1 v.

DEUXIÈME SÉRIE

*Les auteurs désignés par un * sont traduits* POUR LA PREMIÈRE FOIS *en français.*

Poetæ Minores : Arborius *, Calpurnius, Eucheria *, Gratius Faliscus, Lupercus Servastus *, Nemesianus, Pentadius*, Sabinus *, Valerius Cato *, Vestritius Spurinna* et le *Pervigilium Veneris*; trad. de M. CABARET-DUPATY, professeur au lycée de Grenoble. 1 v.

Jornandès, traduct. de M. SAVAGNIER, professeur d'histoire en l'Université................ 1 v.

Censorinus*, trad. de M. MANGEART, ancien professeur de philosophie; — **Julius Obsequens, Lucius Ampelius***, trad. de M. VERGER, de la Bibliothèque impériale....... 1 v.

Ausone, traduction de M. E.-F. CORPET.................... 2 v.

P. Mela, Vibius Sequester *, Ethicus Ister *, P. Victor *, trad. de M. Louis BAUDET, professeur........... 1 v.

R. Festus Avienus*, Cl. Rutilius Numatianus, etc., trad. de MM. EUG. DESPOIS et ED. SAVIOT, anciens élèves de l'Ecole normale................ 1 v.

Varron, *Econ. rurale*, trad. de M. ROUSSELOT, profess .... 1 v.

Eutrope, Messala Corvinus *, Sextus Rufus, traduction de M. N.-A. DUBOIS, professeur.................. 1 v.

Palladius, *Econ. rurale*, trad. de M. CABARET-DUPATY, profess. 1 v.

Histoire Auguste, tome Ier : **Spartianus, Vulcatius Gallicanus, Trebellius Pollion,** trad. de M. FL. LEGAY, profess. au collége Rollin.
— Tome II : **Lampridius**, traduction de M. LAAS D'AGUEN, membre de la Société asiatique ; — **Flavius Vopiscus,** trad. de MM. TAILLEFERT. profess. au lycée de Vendôme, et J. CHENU.
— Tome III : **Julius Capitolinus,** traduct. de M. VALTON, profess. au lycée de Charlemagne. 3 v.

Columelle, *Econom. rurale.*, trad. de M. LOUIS DUBOIS, auteur de plusieurs ouvrages d'agriculture, de littérature et d'histoire... 3 v.

C. Lucilius, trad. de M. E.-F. CORPET ; — **Lucilius junior, Saltus Bassus, Cornelius Severus, Avianus*, Dionysius Caton,** traduct. de M. JULES CHENU............ 1 v.

Priscianus*, trad. de M. CORPET ; — **Serenus Sammonicus*, Macer*, Marcellus*,** traduct. de M. BAUDET.. 1 v.

Macrobe, t. Ier (*Les Saturnales*, t. Ier), traduit de M. UBICINI MARTELLI ; — t. IIe (*Les Saturnales*, t. II), traduct. de M. HENRI DESCAMPS ; — t. IIIe et dernier (*De la différence des verbes grecs et latins ; Commentaire du Songe de Scipion*), traduct. de MM. LAAS D'AGUEN et N.-A. DUBOIS....... 3 v.

Sextus Pompeius Festus*, traduction de M. SAVAGNER...... 2 v.

Aulu-Gelle, t. Ier, traduct. de M. E. DE CHAUMONT, profess. au lycée d'Angoulême. — T. IIe, traduct. de M. FÉLIX FLAMBART, profess. au lycée d'Angoulême.— T. IIIe, trad. de M. BUISSON, docteur en droit, avoué au tribunal de Meaux.................. 3 v.
(Ne se vend pas séparément de la collection.)

C.-J. Solin*, trad. de M. ALP. AGNANT, ancien élève de l'Ecole normale, agrégé des classes supérieures........................ 1 v.

Vitruve, *Architecture*, avec de nombreuses figures pour l'intelligence du texte, traduction de M. CH.-L. MAUFRAS, profess. au collége Rollin.................. 2 v.

Frontin, *Les Stratagèmes et les Aqueducs de Rome*, traduction de M. CH. BAILLY, principal du collége de Vesoul................ 1 v.

Sulpice Sévère, traduction de M. HERBERT. — **Paulin de Périgueux*, Fortunat*,** trad. de M. E. F. CORPET....... 2 v.
(Cet ouvrage ne se vend pas séparément.)

Sextus Aurelius Victor, trad. de M. N.-A. DUBOIS, profess. 1 v.

Total des volumes.... 33 v.

Il pourra arriver qu'un ou plusieurs ouvrages seront épuisés au jour de la réception des demandes. Nous croyons devoir prévenir que, dans ce cas, nous expédierons néanmoins les autres ouvrages en notre possession.

N. B. Il existe encore dans nos magasins trois ou quatre collections complètes de la Bibliothèque latine, composée de 211 volumes, au prix de 1,055 fr.

ŒUVRES COMPLÈTES D'HORACE

Traduites en français par les traducteurs de la collection Panckoucke ; nouvelle édition enrichie de notes explicatives, accompagnée du texte latin, précédée d'une étude sur *Horace*, par M. H. RIGAULT, professeur de rhétorique au Lycée Louis-le-Grand. 1 vol. grand in-18, 3 fr. 50 c.

ŒUVRES COMPLÈTES DE SALLUSTE

(DE LA COLLECTION PANCKOUCKE)

Avec la traduction française de Du ROZOIR, revue par MM. CHARPENTIER, inspecteur de l'Académie de Paris, et FÉLIX LEMAISTRE ; précédées d'un nouveau travail sur Salluste, par M. CHARPENTIER. 1 vol. grand in 18, 3 fr. 50 c.

ŒUVRES CHOISIES D'OVIDE

Les *Amours*, l'*Art d'aimer*, etc., traduction française de la collection Panckoucke, avec un travail nouveau par FÉLIX LEMAISTRE. 1 volume grand in-18, 3 fr. 50 c.

Ces deux ouvrages, mis par leur prix modique à la portée de tous les acheteurs, sont évidemment destinés à un grand succès et partageront la vogue de l'Horace déjà publié. Le soin le plus scrupuleux, l'attention la plus vigilante, ont présidé à la révision du texte et des traductions.

LES CLASSIQUES LATINS

(FRANÇAIS ET LATIN.)

Format in-24 sur jésus (ancien in-12); publiés sous la direction de M. Lefèvre.— Prix de chaque vol., 3 fr. 50 c.; net 2 fr. 50 c.

ŒUVRES COMPLÈTES DE VIRGILE. Trad. par PONGERVILLE. 2e édit. 2 vol.

JUVÉNAL ET PERSE. Les satires de Juvénal. Traduction de DUSSAULX, revue et corrigée. Les Satires de Perse, traduction nouvelle par M. COLLET. 1 vol.

LUCRÈCE. Traduction de PONGERVILLE, de l'Académie française. 1 vol.

TACITE. Traduction de DUREAU DE LA MALLE, revue et corrigée, augmentée de la Vie de Tacite, du Discours préliminaire de Dureau de la Malle, des Suppléments de Brottier. 3 vol.

TÉRENCE. Ses comédies. Traduction nouvelle avec des notes, par M. COLLET. 1 vol. de plus de 600 pages.

PLAUTE. Son Théâtre. Trad. de M. NAUDET, de l'Académie des inscriptions et belles-lettres. 4 vol.

PLINE L'ANCIEN. L'Histoire des Animaux, traduction de GUÉROULT, augmentée de sommaires et de notes nouvelles. 1 vol. de près de 700 pages.

MORCEAUX EXTRAITS DE PLINE le naturaliste, traduction de GUÉROULT, augmentée de sommaires et de notes nouvelles. 1 vol.

Q. HORATII FLACCI

Opera omnia ex recensione Joannis Gasparis Orelli. 1 vol. in-24, édition Lefèvre. 1851. 4 fr.; net 3 fr.

Édition recommandable par l'exécution typographique et la correction du texte.

NOUVELLE

COLLECTION DES CLASSIQUES FRANÇAIS

DIRIGÉE PAR M. AIMÉ MARTIN

Format in-24 jésus (ancien in-12), 2 francs 50 centimes le volume.

MONTAIGNE. Ses Essais et ses Lettres, avec : 1° la traduction des citations grecques, latines, italiennes, par M. VICTOR LECLERC, de l'Instit. de France, etc.; 2° les notes ou remarques de tous les commentateurs: Coste, Naigeon, A. Duval, MM. E. Johanneau, Victor Leclerc; 3° une table analytique des matières. 5e édit. 5 vol.

P. CORNEILLE. Ses chefs-d'œuvre dramatiques. 1 vol.

PASCAL. Pensées, suivies d'une table analytique. 1 vol.

BOSSUET. Oraisons funèbres, Panégyriques et Sermons. 4 vol.

FÉNELON. Télémaque, avec des notes géographiques et littéraires, et les passages grecs et latins imités par Fénelon. 1 vol.

BOURDALOUE. Chefs-d'œuvre oratoires. 1 vol.

FLEURY. Discours sur l'histoire ecclésiastique, Mœurs des Israélites, Mœurs des Chrétiens, Traité des Etudes, etc. 2 v.

ŒUVRES DE JACQUES DELILLE, avec des notes de Delille, Choiseul-Gouffier, Feletz, Aimé Martin. 2 vol.

ESSAI SUR L'ÉLOQUENCE DE LA CHAIRE, par le cardinal MAURY. 1 vol.

ATLAS

Atlas de Géographie ancienne et moderne, à l'usage des colléges et de toutes les maisons d'éducation, dressé par MM. Monin et Vuillemin; recueil grand in-4, composé de 4 cartes parfaitement gravées et coloriées. Cet atlas comprend, outre les cartes ordinaires: *la Cosmographie, la France en 1789, l'Empire français, la France actuelle, l'Algérie, l'Afrique orientale, occidentale et méridionale,* et toutes les cartes de la *Géographie ancienne*. C'est, par conséquent, le plus *complet* et le plus exact de tous les Atlas *classiques* et le mieux adapté aux études suivies de nos jours dans l'enseignement universitaire. Prix, 12 fr.

Atlas classique de Géographie moderne (extrait du précédent), à l'usage des jeunes élèves des deux sexes; composé de 20 cartes. Prix : 7 fr. 50 c.

Atlas de Géographie élémentaire, *destiné aux Commençants* (extrait du précédent), composé de 8 cartes doubles : la mappemonde, les cinq parties du monde et la France. Prix, cartonné: 4 fr.

Atlas complet de Géographie universelle à l'usage des écoles primaires du premier et du second degré, par ***, composé de 23 cartes coloriées avec soin, format in-4, 6 fr.

Carte physique et politique de l'Algérie, indiquant les divisions administratives et militaires, la circonscription des territoires civils et les colonies agricoles, dressée d'après les documents les plus récents, par A. Vuillemin. 1 feuille colombier pliée en forme de volume, 2 fr.

Europe, en une feuille grand monde, revue par Klaproth, 4 fr.

France routière et administrative, réduite d'après Cassini et celle des ponts et chaussées. 1 feuille grand monde, 4 fr.

NOUVELLES CARTES ROUTIÈRES

DRESSÉES SUR LES DERNIERS DOCUMENTS, AVEC TOUS LES CHEMINS DE FER, PAR BERTHE

Format grand colombier. = Prix : 2 francs.

Europe routière, indiquant les distances des villes capitales des Etats de l'Europe.

France en 86 Départements.

Royaumes d'Espagne et de Portugal.

Empire d'Autriche, 1 feuille colombier.

Royaumes de Hollande et de Belgique.

Italie et ses divers Etats, en une feuille.

Royaumes de Sardaigne.

Confédération suisse, en vingt-deux cantons.

Russie d'Europe.

Grèce actuelle et Morée.

Turquie d'Europe et d'Asie.

Royaumes-Unis d'Angleterre, d'Ecosse et d'Irlande.

Royaume de Prusse.

Mappemonde.

Suède et Norwège.

Amérique méridionale.

Amérique septentrionale.

Asie, d'après Klaproth.

Afrique, ornée d'un plan de l'île Bourbon.

Océanie et Polynésie.

Egypte et Palestine.

Amérique méridionale et septentrionale.

PRIX DU COLLAGE, DES ÉTUIS ET DU MONTAGE

Demi-colombier, sur toile, avec étui en percaline anglaise. . . .	»	90
Colombier, — — . . .	1	50
— sur gorge et rouleau.	3	»
Grand-monde, sur toile, avec étui en percaline anglaise.	2	50
— sur gorge et rouleau.	4	50

Atlas historique, chronologique, généalogique et géographique, de A. Lesage (comte de Las Cases). 1 vol. in-folio, demi-rel., dos de maroquin.

En 33 tableaux.	1 tableau à 2 fr.	2 fr. »	56 fr. »
	32 tableaux à 1 fr. 50 c.	48 »	
	Reliure.	6 »	
En 37 tableaux.	Composé des précédents, rel. compr.	56 »	70 fr. »
	Et de 4 tableaux supp. à 3 fr. 50 c. .	14 »	
En 42 tableaux.	Composé des précédents, rel. compr.	70 »	77 fr. 50
	Et de 5 cartes nouv. à 1 fr. 50 c. .	7 »	

Tous les tableaux se vendent séparément.

TRAITÉ DE LA TYPOGRAPHIE

Par Henri Fournier. 2e édition, corrigée et augmentée. 1 vol. in-18, 3 fr.

LA CLEF DE LA SCIENCE

Ou les phénomènes de tous les jours expliqués, par le docteur L.-C. Brewer. 1 vol. grand in-18 anglais de 500 p. 3 fr. 50 c.

GUIDE UNIVERSEL ET COMPLET DE L'ÉTRANGER DANS PARIS

Suivi d'une revue des environs de Paris et autres renseignements divers; par Albert-Montémont, membre de plusieurs sociétés savantes. 1 beau vol. in-18, orné de 23 jolies vignettes représentant les vues des principaux monuments, et d'un beau plan de Paris. 3 fr.

PARIS EN MINIATURE

Guide usuel du Voyageur à Paris. 1 vol. grand in-32, illustré de 23 gravures sur bois, avec un plan magnifique de Paris. 2 fr.

GREAT EXHIBITION

Guide for strangers visiting Paris, with 22 views and a Map of the capital (avec un magn. plan de Paris). 2 fr. 50 c., net 1 fr. 25 c.

NOUVEAU PLAN DE PARIS FORTIFIÉ

Et des communes de la banlieue, indiquant tous les changements actuels, dressé *selon les règles géométrales*, par A. Vuillemin, géographe, 1857, gr. sur acier avec le plus gr. soin par Langevin. 1 feuille grand-monde (double colombier), 5 fr.

PARIS. — IMP. SIMON RAÇON ET COMP., RUE D'ERFURTH, 1.

www.ingramcontent.com/pod-product-compliance
Ingram Content Group UK Ltd.
Pitfield, Milton Keynes, MK11 3LW, UK
UKHW012211240726
13966UKWH00002B/707